U0339442

我是个年轻人，我得了躁郁症

李俊杰 ●著

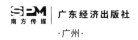

广东经济出版社

·广州·

果麦文化　出品

文字的背后，是一种温暖的关怀

陈祉妍

▌国民心理健康评估发展中心负责人、中国科学院心理研究所教授

首先要向编辑说声抱歉，这篇序言拖了这么久，久到要耽误出版。其次是要道声感谢，谢谢给我机会读到这本书，还非常信任、耐心地等我把序写完。

最初收到邀约时，我以为又是一本那样的书：花团锦簇地把专业概念摆成一个拼盘，恰如其分地穿插生动诙谐的故事，既有专业性又有可读性……那样的书挺好的，只是我需要不断地抑制住内心的厌倦才能读完。因为那不过是新瓶装旧酒——世界上多了一本心理健康方面的新书，如果营销得好，估计会卖得不错。对读者来说，多了一个买书的选择也挺好，就像服装也需要更新轮回。我还揣想过一种更坏的可能性，就是看到那样一本书：把个人经历推而广之，给读者一堆充满个人偏见的建议，言之凿凿、振振有词。因为个人经历的真实性而显得很有说服力，细看之下，内容却让人皱眉。

最初翻看到本书中引用所谓"国民抑郁症蓝皮书"这样一本不乏错误的仿冒版"蓝皮书"的数据时，更是让我几乎放弃了为这本书作序。

不过，当编辑认真采纳了我的反馈意见，并做出修改后，当我沉下心来阅读书中的字句时，一股惊喜涌上心头。

这本书，我是愿意细细地看下去的，就是那种不赶着时间，一边看一边联想，不想停止地看下去。想要一直看下去，不是因为有任何悬念：作者必定是已经康复了，从目录就能看到。沿着作者叙述的时间线，想要一直看下去的原因是：作者真诚而恰切地描述着自己的体验，文笔又流畅明快，所以我很想跟着他走过这一段心路历程。作为一名心理学工作者，在阅读的过程中，我时时在内心与作者对话：

"是的，分享这些很有意义。"

"对，这是有用的方法。"

"其实，这么说可能不太准确。"

"哈哈，说得精辟。"

"这个比喻很妙。"

……

作者的文字有感染、调动的能力，才会让我有这样的反应。我相信，许多读者也会像我一样，在阅读的过程中感受到灵感的启发和思维的乐趣。

举一些例子来说，有时候，作者概括得很准确：

"事实上，我认为我们的生活中，正是'必须'要做的事情太多，人才会逐渐地抑郁。"

有时候，作者体验和描绘得很细腻：

"从天台下来，楼下是一个转角，阳光从那里，刚好射到我的脸上。我转过身，它暖着我的背，送我缓缓下了楼。"

这是作者刚刚放弃从天台跳下去时的想法。这样的描述会把人带入那一刻的体验中，给人留下深刻的印象。无怪乎作者后来多次推崇晒太阳的方法。

作者在书中分享怎样判断自己患了抑郁症、用什么方法让自己好起来，等等，文字的背后，是一种温暖的关怀。

今天，几乎人人都知道"抑郁症"这个词——我们的调查结果是99%的受访者听说过这个词，但是大多数人不能准确地识别抑郁症——仅有30%的教师、15%的青少年能够正确识别出书面上典型的抑郁症案例。更多的人不了解"躁郁症"（双相情感障碍）。但这些心理疾病可能就发生在我们熟悉的人、亲近的人，甚至我们自己身上。根据北京大学第六医院黄悦勤教授主持的中国精神卫生调查显示，我国成人抑郁障碍（抑郁障碍分为三种亚型：抑郁症、心境恶劣和未特定型抑郁障碍）终生患病率为6.8%，其中抑郁症为3.4%；抑郁障碍12月患病率为3.6%，其中抑郁症为2.1%。女性抑郁障碍患病率高于男性，抑郁障碍患者社会功能受损明显，得到充分治疗的不足1%。双相情感障碍的患病率低于抑郁症，但往往带来更大的损害。因此，让更多的人深入认识、理解抑郁症与躁郁症，具有重要的现实意义。

我想，这本书会让关心抑郁症和躁郁症患者的家人、朋友、助人者更好地理解和支持患者，会让患者们感受到更多的温暖和希望，还可能让全社会对于心理疾病患者的偏见稍稍减少一点。作者活泼的文笔很适合青少年阅读，在全社会普遍关注的青少年心理健康问题上，这本书也能发挥一份力量。今年我们与"渡过"社群合作了《2024儿童青少年抑郁治疗与康复痛点调研报告》，发现病耻感和就诊延误严重阻碍着青少年患者得到及时的治疗。当有更多的人像作者一样，讲出自己患上或者患过抑郁症，分享自己的体验和经验，并努力地好好生活下去时，那么，伤害着患者及其家人的病耻感，进而伤害着全社会的偏见也就会减少那么一点点。

　　作者提到"渡过"社群的创立者也是《渡过》的作者张进：

　　"我只想说：他的存在，证明了人即使得过抑郁症，也可以活下来，还可以活得更精彩，更有力量。"

　　在抄下这句话时，我忽然有一些感动，就像这本书里不时带来的感动一样。追忆张进，同时也想对作者阿杰说：你，也做到了。

2024.10.15

或许，我们也可以把它想象成种子

李健敏

▌ 作者阿杰姐姐

"躁郁症"这个词对我来说，陌生却有点熟悉。因为我没想过这个词居然会出现在人称"开心果"的弟弟身上。我并不了解这个病症，更不理解弟弟为什么会患了这个病。因为未知，我跟家人都感到无限恐慌。

后来我们发现：原本写作是他的兴趣，结果却成了负担的来源，我们更是感到沉重。回看过去，表面上弟弟总是处于很平静的状态，但其实我们都知道，背着我们，他有无数哭不出声的与心理抗争的时刻。即便作为家人，我们同样无法感同身受，无从下手。同在屋檐下，也只能唉声叹气，默默哭泣。

但我有很多的庆幸：庆幸着他并没有选择不能回头的道路；庆幸着他向家人、朋友坦白自己的状况；庆幸着他的身边有无数的人陪伴；庆幸着他主动走出的每一步；庆幸着他渐渐地自我疗愈……

虽然，如小弟所说，躁郁症是一个难以抵抗的大怪兽，反反复复摧残着人的身心。但或许，我们也可以把它想象成种子，秋收冬藏，经历风雨，来年春天终有冲破土壤的那一天。或许拥有同样困境的你还处于痛苦中，但是请相信，你也终有迎来破土的那一刻。

小弟说，虽然他认为这本书很渺小，但光亮只要一点点，就可以破除无尽黑暗。我很高兴能看到他写出这本书。希望它能够带给你帮助或启发，哪怕是微弱之光。也祝愿你早日走出阴霾，拥抱光明。

2024.08.10

前言

大家好，我叫阿杰，曾经的躁郁症患者（也叫双相情感障碍，以躁狂和抑郁两种状态交替或混合发作为特征，是抑郁症的一类）。当你看到这本书的时候，我已经成功停药，康复3年多了。

老实讲，我是个很普通的人。如果不是这段躁郁症的经历，实在是想不到自己有什么底气敢来写书（笑）……

但也因为这段经历，我感受到了那些难以被具体描述的痛苦，以及康复后，那些平常又让人感到幸福的日子。

记得确诊的时候，我只是个普通的毕业学生，每天都想不通"为什么是我"。现在看来，倒霉的远不仅仅是我。有千千万万人跟我一样，在我们看不到的角落里，独自痛苦着。也许，我还是比较幸运的一个——我能说出这些感受，然后，把它们写出来。

这本书，涵盖了我从病发到治疗，从治疗到反复，从反复到康复，从康复到稳定的全过程记录。当然，我不是专业的医生，治疗与康复的方法未必适用于所有人。但我相信，无论你是患者，患者家属，抑或是对这个问题感兴趣的朋友，这本书应该能

7

给你带去一些有趣的启发。

最后，我认为：抑郁症是一场心灵上的"感冒"。它本身不会杀死人，却能让人非常难受，并且，目前还没有研发出针对它的特效药。因此，不存在一个道理，一颗药，一本书（包括你正要打开的这本），能让所有身心痛苦烟消云散。

既然如此，我为什么还要写这本书？

我希望通过这本书，能让大家明白：

无论你是谁，你所经历的痛苦有多么大，你认为自己有多么不被理解，不被支持，你面前的黑暗有多么看不到头……你都不是孤身一人。在你之前，有很多人都在努力度过黑暗。而我，就在黑暗的另一头等着你。

好的，就让我们开始吧。

阿杰

2023.06.23

目录

CHAPTER 3

开始治疗了……

CHAPTER 4

渡过自己的海底

CHAPTER 1

确诊了，
可为什么是我？

确诊的前一天

2018 年 8 月 14 日。

印象中，那天天气特别晴。

那段时间，刚在香港完成研究生学业的我，回到大学实习过的公司做新媒体副主编已经一个多月了。公司离我家有 40 分钟的车程，工作是我喜欢的，也是自己选的，老板和同事都对我很好——读到这里，也许你会对我的生活背景有个初步印象：物质条件不错，留得起学，有交情不错的人脉，是过得比较顺利的那种人。

是的，一切都很好。

只有我感觉很不好。

事实上那段时间，我没有一天睡得好。

公司的公众号，每天都要发文章。明明那是我最擅长的事情，却变成了每天最恐怖的时刻，因为当时，我已经一个字都写不出来了。

奇怪的是，不知道从什么时候开始，我脑子里好像装了一个放大器，它可以放大一切可能引起消极的声音。

比如说，我的老板问："阿杰，还好吗？今天需要支持吗？"

脑子里听到的是："你怎么还不好？今天的文章呢？"

我的同事看我脸色不对，问："你还好吧？"

到了脑子里，则是：装的吧，你哪里不好了？

更扯淡的是，这些声音一旦形成，就跑不掉了。走路也好，工作也好，休息也好，这些声音都在我的脑海里回荡，像是要炸掉整个头，甚至会有这样的想法：如果真的能炸掉，就好了。当时的感觉，就像是自己被捆在一张剧场的凳子上，周围是所有你想象出来的，任何人指责你的声音。你无法捂上耳朵，也无路可逃。

慢慢的，脑子就成了堵住的下水道。紧接而来的，就是工作能力的迅速消退——先是记忆能力，然后是反应能力，最后是输出能力。无论原来多么擅长的工作，多么熟悉的事情，慢慢的，都变得无比困难。

比如 2018 年 8 月 14 日这天，我的工作是给一篇需要转载的文章想一个新的标题。对于任何一个专业的新媒体编辑来说，完成这个工作只需要 15 分钟。这很正常，也许你取不出特别好的标题，但是取 3 ～ 5 个能用的、合格的标题，是基础的业务能力。

但那天，我花了 5 个小时，依然没有想到 1 个能用的标题。事实上，我只是在绝望地散步，公司周围逛了十几圈，把一杯又一杯咖啡灌下去，直到心脏像被人揪着一样疼。

我回到公司，打开手提电脑，看了一会儿空白的文档，又关上。再趴到桌子上，又一会儿，抬起头来，我像刚从地府回来一般，朝对面的主编张了张嘴：

"我不行了。"

主编抬起身体，从座位挡板上冒出半个头，露出关切的眼神：

"吃错东西了？还是没睡好？"

"都不是，脑子快炸了。现在，我连一个字都想不出来。"

"没事，今天的文章给我，你先回去吧。"主编的头又缩回去了。

那一刻我是真心地感激：她不仅帮了我，还没让我解释自己的状况。当然，事实是我也解释不清楚，因为在那个时候，我还不知道抑郁到底是个啥呢（拜电视剧所赐，编剧想象的抑郁症患者，要不就是个病恹恹的美女，要不就是个天天哭闹吵架的长辈，让人看着只能往神经病方向联想）。

更别说我还是个男的，抑郁？这能跟我有啥关系……

我斜挎着每天都背的包——电脑包，感觉它比往日都重一些。然后，走出公司大门，玻璃门展开的时候，关系很好的同事向我打招呼，我麻木地点了点头（或者是没点，谁记得呢），走到园区的夕阳下。若从旁人的视角看，应该是挺美的画面。而且，作为常常加班的新媒体编辑，我也很久没有看着夕阳下班了。这种种，能令人开心的理由真的很多。

但，这些都跟我没有关系。

从公司大门到地铁站，平时走路只需要 5 分钟。但是那天，我应该用了两倍的时间，也许更久。那根本不能算走，只是一只脚拖着另一只脚在挪动。就像战争电影里那种伤兵败军的撤退画面——大概比那还要慢一些。

在公司与地铁站中间，有一条小马路，延伸到远处的工地，往来都是运货的小货车和挖掘机，它们的速度很慢很慢。所以小马路上不需要信号灯。

每个人都走得很快，除了正在蠕动的我，还有我那停不下来的脑子：

"为什么会这样？"

"我的脑子是废了吗？"

"以后连标题都想不出了吗？"

"明天怎么办？"

"这份工作怎么办？"

"回家怎么跟父母说？"

"他们会怎么看我？"

……

远处有一辆面包车，司机把半只手臂放在窗外，大声打电话，像是个危险的驾驶行为，但它开得特别慢。

而此刻我的脑子转得特别快，不一会儿，就从"连个标题都想不到"跑到了"连个标题都想不到，还混个屁"。过了很久，我才明白：积极的想法需要日积月累，而消极的想法就像一列不断加速的火车，越想操纵就越是失控。

"撞上去吧。"

本来行动缓慢的身体，忽然不自觉地往前，向着面包车的车头靠过去。事实上，那并不是我最痛苦的一刻，却是我最接近死亡的一刻。因为，那一刻我的情绪与痛苦，掌控了我的身体。一只"看不见的手"从我的身后出现，正在送我前往深渊。

等反应过来，我已经跌坐在地上。司机刹住了车，并用各种脏话问候我，不过没关系，我的脑子一句都没听进去。我身上穿着一件短袖，里面的汗是凉的，挣扎着想要站起来，却打了个趔趄。身旁的人们绕着我走，应该是怕染上某种神经病（我不怪他们，后来更是对这种态度习以为常）。

我终于想明白了那天唯一能想明白的事：

我需要找个医生了，心理的，精神的，都行。

告知家人

回到家，像往常一样，妈妈和姐姐在厨房做饭，爸爸躺在沙发上打瞌睡，顺便对"今天是入职以来最早下班的一天"表示祝贺。

吃完饭，一家人躺在客厅的沙发上，电视上播着什么我忘了，应该像往常一样，是那种剧情很夸张的婆媳剧。大家都在看手机，偶尔抬起头来瞟一眼电视，丝毫没有注意到一旁的我，正在答一份抑郁症的问卷。

生活经验告诉我，问卷应该从专业网站下载，而且，似乎大部分时候题目越长，结果越准确（我想，当时应该只是想多做点题，使得看起来更科学一些）。所以，我答了一份五六十道题的问卷，结果显示：中度至重度抑郁。

当然，结果是什么并不重要。就像抛硬币的时候，其实已经知道了自己的决定——只要你想再抛一次。而当时的我，只不过是需要一个看心理医生的理由。

既然如此，紧接着下一个决定就是：

该不该告诉家里人？

当时，我以为这是一个荒唐的问题：

我的家人并不完美，但对我都很好。如果我身体出了什么问题，毫无疑问他们会想尽一切办法来救我。可是，抑郁，这是个什么东西？从小我就是家里的"开心果"（至少他们是这样认为的，如果说这是个角色，我自认演得相当好），忽然有一天提早回到家，吃完饭，就"抑郁"了，怎么可能？他们一定会把我扭送到精神病院吧？

好几年后我才意识到：对于有抑郁症或抑郁倾向的人来说，向自己的家人求助是极为困难的事情。他们要面临家人的不信任、不理解、不支持、不接纳，更别说经济上还需要家庭支持了。相比之下，我已经十分幸运。

妈妈最先察觉出了我的异常：

"怎么了，看你额头出汗，工作不顺利？"

我擦了擦汗，先把笑容挤出来："没事，明天可以陪我去医院做个检查吗？我可能是……抑郁了。"

话音刚落，妈妈的眼睛从手机屏幕里跳了出来：

"你是受什么刺激了？老板骂你了？"

我下意识地改口：

"啊……最近都睡不好，精神不好，心脏不舒服，也有可能是失眠啦，我想去检查一下。"

停顿了一下，"你们没空的话，我可以自己去。"

改成心脏不舒服，可能好理解些，如果是肺炎之类的，去医院就不用解释了。

我想。

妈妈松了口气：

"哦，这样，那我和你爸明天开车载你去吧。你跟老板请假，今晚就早点睡，别想那么多了。"

"别想那么多"大概是中国父母对孩子的统一嘱咐。但这是唯一一次，我觉得这句不是废话：

好的，妈妈，我也希望是想太多了。

希望……是吧？

医生说确诊了

出生以来，第一次在医院挂"精神科"。

我爸负责开车，我妈坐在副驾驶座上，偶尔偷偷回头看我。不过我没空理她，我正在查"精神科医生和心理医生的区别"。直到挂号的时候我才知道，去医院看的大部分是精神科医生，他们对病人是采取药物治疗的，而心理医生，一般是通过问诊和对谈来治疗的。

当然，精神医学课本上肯定不这么区分。

但对于一个患者来说，最直观的感受就是开不开药。

我原本想找聊天的那种看诊方式，因为我喜欢跟人说话，而且那看起来也不太像治疗，会让我压力小很多。不过我爸妈坚持认为，聊天那种是"骗钱的"（尽管他们没去过），可以的话还是开点药。我想，这大概是每一位中国人的通用想法：有问题，给我开点药吧。

那天的阳光还是很好，我在手机上跟主编聊了一下热搜话题，还自我调侃道：如果真的确诊，写些矫情的推送就能更理直气壮了，哈哈哈。还发了好几个表情包，比平时还要多，就跟平时一样积极。到了医院，我淡定地让父亲先找车位，和母亲排队进科室，填表，预约报到，每一个动作都很冷静，似乎没有抑郁的痕迹。

但只有我自己知道当时的心情：

无论外边天气好还是不好，前面还有多少人，我的内心都像一潭深不见底的死水，一点生命力都没有。也许"生命力"一词有点抽象，这么解释吧：无论今天你是中了100万还是亏了100万，无论是天大的好事还是极大的不幸，你都做不出任何表情，就像这事跟你毫无关系一样。当然，这并不是你不想要100万，而是如果真有那天，你也笑不出来——这就是我说的"没生命力"的意思，或许就是人们所说的"行尸走肉"。

你会更害怕，害怕这种状态。

不知不觉走到了医院二楼，没想到精神科有这么多人。我一边走一边留意两边的人：有拿着习题册的小孩，有戴着眼镜的老人，还有在电话里吵架的中年人。他们都有着跟我一样的眼神：没有神采，也没有生命迹象，就像已经无比厌倦这个世界，只是为了满足其他人的期望和要求，勉强坐在这里。

我能感觉到，生命在此刻是一种折磨，不是幸运。

等了40分钟，终于看到了我的主治医生。她跟我聊了5句，就让我去做问卷和检查，非常干练的样子。不一会儿，我就拿到了一份更长、更厚的问卷（我想，这份应该比网上那份更科学吧）。没关系，做题我是擅长的。然后，又去另一个仪器室，让医生把脑袋粘满电极，测试我的神经状况。

又等了半个小时，结果出来了。

"结果显示，你是中度至重度抑郁，且伴有躁狂，加焦虑症，加植物性神经衰弱。你可以选择住院，如果还没有极大影响生活的话，我给你开药……"

怎么会？

做几道题就重度抑郁了？

那我稍微改下答案，就不抑郁了？

医生连头都没有抬，就回答了我的问题："我们医院用的问卷是有排除干扰等设定的，也就是说，测出来的结果很准，不会因为你哪道题骗一下，就测不到了……"

后面的话我一句没听进去，只记得她给我开完药，大概介绍了一下它们的副作用：一种是吃了会瞌睡的，另一种是吃了不那么瞌睡的，共同点是我都得记得吃。然后我就出来了，全程不到10分钟。现代医生不容易，我都理解。

但是，不到10分钟就看出来我患抑郁症了吗？

那接下来，该怎么办？

看到这里，你们也许会觉得"告诉家人是个坏主意"，但拿到诊查单的那一刻，我甚至大大地松了一口气：太好了，他们终于得面对这个事实，而不是用奇奇怪怪的语言否认自己的孩子"不开心"了；我也终于不用再用拐弯抹角的话来掩盖我真实存在的痛苦了。

我终于可以为自己而活了，哪怕是从痛苦中开始。抑郁不是这一切的结束，而是这一切的开始。什么，你问我以后怎么样？我都抑郁了你还问我以后？鬼才知道。

如何判断自己该去看医生了？

(也许是一些前兆……)

生活中，有着不少对抑郁症及其病人的误解，其中一种流行的误解是：任何一个现代人去医院，都可以拿回来一个所谓的诊断，即抑郁症（或是其他的精神症状），其实这是现代人"创造"出来用于自我怜悯的名词。

更常见的是，娱乐圈的明星遇到事儿，就会说自己"抑郁"了。某些人做错事儿被曝光了，不敢承担，就说自己"抑郁"了。于是，"抑郁"这两个字被迅速污名化。

天可怜见！

我曾经也相信这样的言论，直到有一天，自己也置身其中，才发现：单纯的"不开心"和抑郁症根本是两回事！

事实上，能面对自己的"阴暗面"，主动向专业的人求助，调整和疗愈自身的情绪，是一件特别勇敢的事情（也是特别罕见的）。

当然，对于身处消极旋涡中的人来说，需要凭借一些迹象来判断自己的真实状况。这些迹象并不能直接指向"你抑郁了""你焦虑了"，而是当很长一段时间，你都处于以下状态时，可能你的身心健康已经遭受了很大的困扰。

以下是我的亲身经历，然后总结下来的"你该去看医生的10个信号"：

1. 很长一段时间都睡不好。

这里的"很长一段时间"指的是两周，也可能是一周。"睡不好"，指的是整夜失眠，或者是入睡困难、屡屡惊醒等。

2. 关于饮食，你变得比从前极端了。

也许你变得越来越不想吃东西，或者是吃很多东西，或者是想要吃更多刺激性的食物……

重点在于：在排除减肥、健身等情况下，你的饮食习惯有没有发生相当大的转变。这种转变往往会带来恐惧，让进食本身不再愉悦，而是变成不得不为之。

3. 关于情绪，控制和平复比从前更困难了。

你能感觉到，情绪比平时更容易爆发，且引起它的事件可能很小（如忘了洗碗、拿快递等），当它爆发的时候，你几乎很难将它控制住。

更重要的是，无论是愤怒还是悲伤，是摔杯子还是大哭一场，都无法让你的感受变得更好（而且做往常让自己开心的事情也毫无用处），有时甚至是更糟糕。这种消极的情绪状态会延续很久，从而演变成一种长期的消极状态——容易愤怒、容易哭泣、容易感觉脆弱，等等。

注意，这也可能是某种脑部肿瘤的前期症状。但无论如何，去医院做检查是每个普通人能做的最为科学的选择。

4. 工作能力、生活能力和反应能力大幅下降。

尽管每个人都有状态起伏的时刻，但如果有一天，你构思标题的时间比平时长 10 倍、你完成平常工作的速度降低了许多、回复电话和邮件的速度减慢了许多……且这种降低跟外在的要求无关，纯粹是"往日轻易完成的事情，现在如此困难"的话，就值得考虑就医了。

相信我，就医起码不会让状况更坏。

5. 面对身边的人，更容易惊慌失措了。

什么是惊慌失措？就是更容易被吓到。如果你生活在城市当中，也许你会忽然觉得很吵，身边的人步伐很快，讲话声音很大，你会有一种置身闹市的恐怖感（尽管上周你才来过这里，跟菜场的老板大声讲价）。

但现在不一样了，你期盼有人能一直陪着你，却又害怕人们跟你说话。你会担心反应不及，会给他人带来困扰，给自己带来麻烦。

对我来说，就是额头上的神经屡屡作痛，像是脑袋抽筋了一样（当然，不同人的症状不同，但大概就是这样）。

6. 平日里感兴趣的事情，此刻却味同嚼蜡。

每个人的爱好都会发生变化，这是由成长决定的。但一般来说，每个人在特定的阶段里，都会有一些特定的兴趣，或者是自己不反感的事情。做这些事情的时候，我们会感到愉悦、放松和专注。

举个例子，如果你平常是个爱看书的人，突然间，你变得不想翻看任何书页，同时，做这个动作还变得无比艰难。排除客观因素（如书本的种类），你就要认真思虑：或许是你的心态发生了不可逆的长期变化，是时候寻求专业帮助了。

7. 最近一段时间内，惊恐发作的次数增加了。

"惊恐"是一种什么感觉呢？我想起了"惊弓之鸟"，猎人往天上拉一下弓，鸟就会吓得飞起来。时间长了，鸟就会时刻处于紧张状态。对于人来说，惊恐的动作反应就是：肩膀往中间缩，眼睛往周围瞪，身体想要缩成团子……就像恐高的人坐过山车的感觉吧。

值得注意的是，惊恐和一般的害怕不一样。我们不会一天24小时都在过山车上，但惊恐发作的感觉跟这个差不多。你可能会莫名其妙地害怕（甚至没有具体害怕的事情），人多的地方，声音大的地方，汽车喇叭声，可能都会让你想要急速逃离。

为了驱散这种感觉，你会抓紧很多东西，可能也不太敢睡。你可能会喝比平时多几倍的咖啡（就像我），也可能会喝比平时多几倍的酒（我也干过），但是，最后结果都是适得其反。过后，你的心脏会跳得很快，精神高度紧绷，紧接着，新一轮的惊恐已经准备就绪了⋯⋯

这个时候，就是该找专业人士帮助的时候了。

8. 自我评价相当低，且越来越低。

注意：是相当低，不是一般的低。

一般来说，我们的自我评价跟收到的反馈呈正相关，会围着相对固定的情绪指数平均线正常波动。大概意思就是：人每天都会有心情的波动，根据心情，会得到褒贬不一的自我评价。这个过程是正常的，但是一般不会偏离太多（毕竟，不是每个人都能中百万彩票，或者遭遇比特币交易亏空百万这种事）。

不要认为"自我评价相当低"只是一个矫情感性的用词，在临床精神医学上，有非常严格及量化的标准来测量。不过，如果你在去医院前需要自测，也可以适当运用自我观察（比如，因为下雨没收衣服而懊恼一会儿，是正常的。但要是因此觉得自己毫无用处，就需要留意了）。

9. 专注度下降，难以专心，哪怕一小会儿。

这里的"专心"，不是指佛家说的那种"心无杂念"（那芸芸众生大概没几个能做到），而是"稳定地完成一个动作"，比如说看书，玩手机，玩游戏⋯⋯只要是需要连续持续一段时间去做的，都算。

我不确定是不是每个人都会这样。但那段时间里，平时热爱看书的我，一行字还没看完，就迫不及待想要做另一件事。并不是因为另一件事有多么重要，而是无比紧迫地想要逃离当下的一切，虽然——很快就会开始下一次逃离。

如果你连平时最爱做、做得最专心的事（对我来说的话，就是足球游戏），都无法坚持一小会儿，那无论你是不是抑郁症，都需要去看医生了。

10. 也许……以上的现象都没有，但是，你很难受。

别笑我，这真的是有可能的。

心理学，在世界上只出现了 100 多年。针对抑郁症的现代疗法，在中国才出现不到 50 年。因此，上述现象，包括你上网找的那些现象，都只是前人对自己经验的总结，难辨真假，更难以对号入座。

也许你吃得好，睡得好，工作能力也不错，每个人都说你这么阳光，无论如何你都不会抑郁。但只有你自己知道，当阳光在脸上展示给他人的时候，阴影早就在心里无尽地蔓延。

我知道，只有你一个人明白，自己很难受。

我也知道，你为了不让他人误解，硬撑了很久很久。

我知道，因为我也是这样过来的。

只是我想跟你说，我们最需要为的，是自己。为他人而撑，最终一定会倒。而倒下的那天，不一定有被拉起来的机会。

　　所以，不需要找一个"说得出口"的理由。只要你长久地觉得难受，就可以去寻求专业诊断。我们需要去面对自己的难受和消沉，去接受它，让自己康复起来。

为什么是我?

确诊后我想的第一个问题:

"为什么是我?"

在那些医疗主题的影视剧里,得了重病的患者,几乎都会有这一问。而周围人的安慰语,无外乎就是:没事的,会好的,我会和你一起面对……

我承认说出这些话的人都很好心。但是疾病的痛苦,确实只能得病的人自己去面对。而抑郁症这类"精神疾病"的痛苦在于,外表看起来毫发无伤,内在却已是千疮百孔,同时,还要向周边的人解释:自己是真的病了——

对,我现在没办法去跑步、谈恋爱、相亲、考公务员……

有时候,患者甚至还会希望自己得一些看起来更严重的病——至少我们不会要求一个腿断了的人,去解释自己没办法走到楼下是因为腿断了,而不是因为太懒吧。

终身抑郁的丘吉尔说过,我知道火堆里烧得噼里啪啦的木柴是什么感受,因为那就是我每时每刻的感受——在我看来,丘吉尔已经描述得很准确了。在心理压力上，可能还要再加上两条：向周围的人解释或者不解释（都一样累），以及我们对自己的谴责和审判。

吃完第一天的药，医生说药效挺强，大概会在 30 分钟内入睡，所以，我拿出白纸和笔，开始写：为什么抑郁的是我？

我做坏事了吗？

确实是做过，不过都是些成长中调皮捣蛋的事。应该……没有犯过法，没有害过谁，小时候偷过几十块可能算吧，但也被父母打了一顿。谈过一段恋爱（当时），分手不是很愉快。这些真的算吗？算的话，那就让当事人来打我一顿吧，也不至于让我抑郁吧？

别人对我做坏事了吗？

确实……也有不少。家里对我很严格，打过我很多次，但对我来说称不上什么心灵创伤，因为他们也有对我很好的时候，打我也是因为我做了错事（比如说偷钱），关键是我内心没什么愤恨，所以，"一切都是原生家庭的错"那一套，我也不怎么符合。

校园暴力？那确实也算吧。初中的时候被排挤，被富家子弟打和欺负是常事，老师也全程无视这些行为，确实让我气得牙痒痒的。但是，这跟我抑郁有什么关系呢？难道我要找回那些人，让他们都跪下向我道歉？我在脑海里想象了一下，这样做好像也没什么痛快的感觉。所以，这条路也作罢。

想了好久，还是得出了一个"初审结果"：

被告（也就是我），不是什么特别好，也不是什么特别坏的人，做过一些愚蠢的事，也被别人做过一些愚蠢的事。初中生活很不愉快，但是高中和大学都还可以，读了研究生，遇到的老板都还挺好，所以……这算个正常人，普通人。

那为什么正常人、普通人里，就我不正常，抑郁了呢？

字写到这里，药效生效了，像一个炸弹在脑袋里化开，融掉了所有清醒的意识，我把笔一扔，睡了。（严格来说是昏在床上了。）

日记本上，那天我在纸上写的最后一句话是：

无论怎么样，能睡着真的是好事情。

我的失败清单

要主动承认失败是很难的事情，否则，就不会不断发生那些一意孤行的悲剧了。常说"知错能改"，但承认失败意味着否定过去的自己，那是一种自我价值的崩塌，多数人无法面对，更别说改了。

但我都抑郁了，什么价值感该塌的也塌完了。趁着这个机会，当时的我又一次拿出笔和纸，自觉悲愤地整理起自己的失败清单。仿佛把自己曾经做不到的事儿列出来，就能狠狠地拷打自己一顿，从而振作起来——事实证明这种想法毫无用处。不过在当时，我需要通过这种方式来发泄，而且这也没伤害到别人和自己，挺好的。

从小到大，我发现自己失败的事儿还挺多：

0 岁之前，就是超生的命运。我妈怀着我东奔西跑，好不容易把我生下来，我一出生就让家里被罚了一笔钱。

3 岁到 12 岁，我的身体一直都很差，而且还是很花钱的那种差：膝盖莫名地剧痛，只要走 1 公里的路就会软弱无力；偷吃钙片导致钙过量，牙齿长得跟插队的大爷大妈似的；从小就远视加斜视，整个幼儿园只有我一个人戴眼镜；至于常年的贫血和营养不良就更不算大事了。为此我妈带我跑遍珠三角的医院，正规的不正规的都去遍了，也听遍了各种医生对我说"你这个症状有多么多么罕见"。神奇的是，小学毕业之后，这些症状又纷纷消失了，但确实是个不让家人省心的孩子。

初中的时候被校园霸凌，默默忍着不反抗，没心思学习，学费还贵得飞起，还得装样子去补习。

高中倒是好了，但高考没考好，与理想中的传媒专业失之交臂，好在读研的时候弥补了自己的遗憾。

跟初恋分手，纯粹是因为自己当时太傻，啥都负担不起。

去香港读研究生，住在对我很好的亲人家里，好吃好住却抑郁了。身边的同学都喜欢去上流酒会，去广交人脉，我则喜欢躲在图书馆里——关键是学习也没好到哪儿去，这才尴尬。

爷爷下葬那天，我还得回香港考试。

到找工作了，压根没想留在香港，这城市节奏快得让人头晕。于是我回了以前实习的公司，美其名曰回归，其实更像是逃跑。

工作了一个多月就抑郁休养了，啥工作没干，净给老板添麻烦。辞职别人也不批，尽着情谊养着我这个"废物"。

回顾起来，没有一件事儿是成功的……

我躺在床上，吃药的时间又到了。我机械地把热水拿过来，握紧面前的药丸，硬着头皮一口吞了下去——毕竟就剩这点可以用力去做的事了。再躺在床上，翻了翻朋友圈，以前同一个小组的同学，现在在采访特首。以前一起追女生的，现在创业成功。无论是小学、中学、大学、研究生同学，还是亲戚家的儿子、朋友的女朋友，全朋友圈的所有正常人，都比我成功多了。

硕士毕业回家躺着，我大概是全朋友圈最失败的人……吧？别说过上赚钱养家晒咖啡的小资生活了，我连正常生活都做不到。我妈以为我失恋，给我介绍相亲对象，我不见。我爸以为我闹颓废，给我经费去环游中国，我不去。

我知道他们不能理解我，更不能接受这样的事实：一个青壮年读完研究生，忽然就抑郁了，忽然就待在家里门都出不了了。他们为我打掩护，在我面前故作轻松，也是为了让自己好受一些。他们宁愿把我的低落归咎到确切的问题上，比如说工作、情感或者其他压力，也不愿意接受抑郁这个玩意儿。它就是没有什么具体的原因，说倒霉也行，说造孽也行，怎么说就是选中我了。

前面说了那么多"鸡汤"——人抑郁的时候要积极啊，要勇敢啊，要面对啊，但作为一个患者，这样的时刻只占日常的1%，甚至是0.1%，大多数时候还是觉得自己确实有病。这种有病的感觉，一部分是社会他人的评判，但另一部分是自己造成的：为了将目前所受的痛苦合理化，就认为自己确实"病了"，这是唯一的选择。

对于患者来说，抑郁是一场巨大的失败，它让我们觉得无能为力，让我们觉得自己有生以来的失败都是注定的，是"活该"的。无论你曾经取得过什么成绩，此时此刻，那种难过的力量就能把你全部淹没。你觉得自己没有价值，甚至一直在浪费国家粮食以及他人的关爱，然后，愧疚感就来了，你感觉自己辜负了身边所有人的期待和寄望，简直不配活着了……

幸运的是，药效终于来了，我全身塌进床里，掉进梦中。

今天的梦是有记忆的梦，做这样的梦时有个特征：睡着比醒着更清醒，就是醒来之后会很累。但都不重要，我就记得我一直往下掉，眼前闪过的是无数人失望的表情、眼神，以及传进脑海里不断重复的那句"我对你很失望啊……"

只觉得掉了很久很久，都没有到地板上，我朝着黑暗大声发问："够了，还要继续掉吗？"

黑暗中传来一个声音，跟我对话：

"你觉得这样够失败了吗？"

没有！还不够！

"那就继续掉！"

为什么，失败有什么错！

"对啊，有什么错？"

"是你自己要掉的，跟别人没关系。"

我继续往下掉着，发现眼前的画面出现了变化：出现了我成功的时刻、快乐的时刻、投入的时刻。以及，我看见了我脑海深处，有一个留声机，一直在反复播放那一句话：

"我对你很失望啊……"

原来，确实是我自己要往下掉的。我加了一份巨大的失望给自己，因为我无法面对我的失败，那无异于精神上的自杀。所以，我对着黑暗说：我失败了，无论失望的是别人还是我，我都没理由继续下去。

"So，What's next？那又如何呢？"

"So，What's next？那又如何呢？"

"So，What's next？那又如何呢？"

这句话在黑暗中重复几次后，便销声匿迹了。我掉了好一会儿才意识到这句话的意思是：因为失败了，所以（So）接下来，要干什么（What）？

无论前置条件是什么，"What"是我们下一步要做的。无论我们是在往下掉还是在爬山，总会有下一步要走的，无论上一步走成什么样子。

这不是什么鸡汤，而是生活的真相。我的偶像和菜头先生大概这么说过：生活它不要求你永远热爱它，也不要求你讨厌它，生活要求你离它不远不近，它有自己的轨迹，让人通过岁月去适应它。

是失败也好，是抑郁也好，是逃避也好，是崩溃也好，So，下一步做 What？想到这里，我感觉自己终于掉到了一个软软的垫子上，惊醒过来——原来我掉回到床上了。明明是冬天我却全身冷汗，我爬起来，踉跄了一下，洗了个热水澡，久违地感到很舒服。

抑郁的感受，也正如这个过程，比较漫长：迅速地掉入低谷，经历不知所措——感受崩溃——绝望放弃——最终接受，然后我们就会迎来一个"软着陆"，依然会到达低谷，但不是经过悬崖，而是经过一个缓缓的下坡。

接受自己失败是什么感觉？其实真到了那一刻也没有很坏，反而让人感到一身轻松。是的，我失败了，我退回到家里了，退回到被窝里了，So，What？生活还是要有下一步，下一步走不好了，还有后一步……

这至少能让我意识到：

问题一直在，答案也一直在。

累也是走，不累也是走，这就是生活。

致未来的我：

今天是 8 月 20 日。我休养刚够一周。刚才，我的老板（也许下周是前老板呢，先这么叫着吧）说公司团建，邀请我回去散散心，不用我花一分钱，更没提什么时候上班的事，还关心我的近况。

算万中无一的老板了吧？但我拒绝了，而且用的理由特别扯淡——我爬不起来。

是很扯淡，手脚没断，头没发热，身体上一点事儿没有，但就是起不来。怕见到人，怕见到陌生人，更怕见到熟人。怕孤独，更怕说话。

写信给你的理由很简单，因为这些话不写给你也不知道能说给谁听了。小学的时候，老师就叫我们写信给未来的自己。大家都写得兴致勃勃，只有我觉得这很扯淡。我从小就不相信想象出来的东西有什么意义。现在我觉得有意义了，因为你是唯一一个不会评判我的人。

写到这里，我觉得抑郁已经把我变成了一个只会吐槽和埋怨的傻子。但我原来真的不是这样的，事实没有那么糟。周围的人对我都还不错，最起码没有因为抑郁而在明面上歧视我。我只是受不了他们每次面对我时，就会出现的同情的眼光和语气。

他们会小心翼翼地跟我打招呼，会问"最近还好吗"这种老套至极的问题，然后彼此就陷入尴尬。有些人更搞笑，说什么"抑郁啊，老哥，这个我年轻的时候也得过，后来我找了女朋友就好多了"，然后就是无尽的自我吹捧、倾诉和说教。算了，说这些特别没意思。

未来我会好吗？这过程有多快？要住院什么的吗？我知道，问这些问题也特别没意思。但我就是想问，别人都不允许我问。医生会说，要耐心，家人会说，要休息，就好像问这个问题会吓到什么人一样。

我还能再回去工作吗？实话说，我非常悲观，我除了会写点东西就没什么别的技能了，但是做这行就得加班，就得熬夜。估计我这辈子也就这样了，工作半年，然后崩溃休息半年，循环往复。

如果我一辈子都只能做个废物，是丢脸了点，但是我可以卖掉爸妈给我的房子，躲到任何一个地方去，省着点用，应该也够混到 30 岁了。到时候说什么都得好了吧？这又不是绝症。如果你能给我回复的话，麻烦在梦里清楚点告诉我。

谢谢。

深陷痛苦的阿杰

2018.08

沮丧版阿杰：

嗨！我也是阿杰，以后的你。

我知道你在吃药，不好受吧？一吃就犯困，而且脸还有一点浮肿，你显得更胖了。但相信我，这个阶段你得听医生的。唯一可以向你保证的，是这段时间不会太长，过不了几天，你就会跟吃维生素一样，认为吃药只不过是一天进行三次的日程而已。

我能想到，这个时候你找了很多书来看。毕竟你从小就是个好学生，什么都做不了的时候，你一定会选择看书。其实，挺好的，只要记住：不伤害自己，不伤害他人，你做什么都是一种疗愈。

我不能告诉你未来将会发生什么，因为在未来没来之前，当下的每一天都像是永远循环的牢笼。但是，请相信我：未来是值得你期待、等待的。无论你休息多久，你都会迎来一个新的开始。既然抑郁它来得毫无声息，那么它也将走得毫无声息。要相信，我就是你，不然，怎么会有这么押韵又显得有深度的句子呢？一看就是咱们写的，对吧？

事情不会更糟了。只要你坚持活着——我知道你会的，我很放心，因为你很怕疼。而且，你心里还是有希望的，对吧？

加油，我的兄弟。

康复版阿杰

2021.03

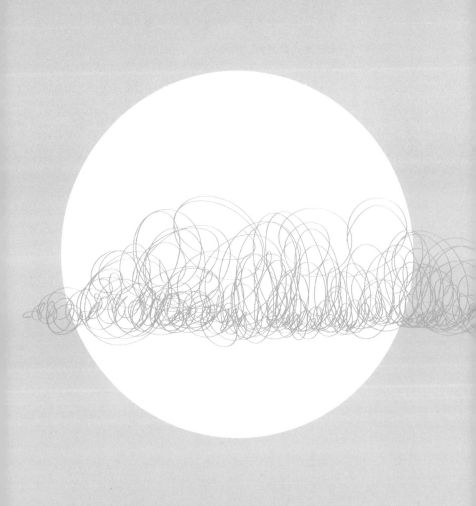

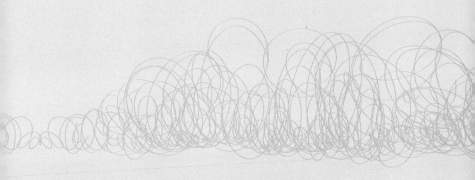

CHAPTER 2

凭什么要好起来?

患上抑郁症是什么感觉？

医学上，有很多专业名词可以描述它。但从感受上看，我更愿意用 4 个字来解释，那就是——被困住了。

有人说，得了抑郁症就像身处无边无际的黑暗中。但从我的感受上看，也不总是这样。每周去医院复诊，我会和病友交流这一周的生活。在这些时候，我们跟正常人没什么两样——我们起床，我们上班或上学，我们也爱吃好吃的，我们也去约会，我们看到好笑的也会笑出声，尽管快乐的时间很短很短，短到只有一两秒，但它依然是存在的。

抑郁病人也会感到快乐，这是真的。但重点在于，无论快乐与否，我们始终有一种持续强烈的感觉，那就是：这个世界与我无关。

无论快乐还是痛苦，无论一个人还是一群人，我们都看不见除了自己以外的其他人，在黑黑的隧道里，有且只有我们自己。

这就是"被困住了"。

那段时间里，我甚至会想：要是墙是有形的，感受会好很多。最起码把面前的处境合理化，你就能理解自己为什么会感到孤独，甚至会期待这困境会有解决的一天——只要找个人，把墙砸掉，就可以把自己救出去了。

但这堵墙是无形的，它就这样堵在你的心里。外人只觉得，它是你自己造就的。也许我自己也是这么觉得的，但是，依然无法靠自己的力量，拆掉它。

就像是加强版的西西弗斯，人家好歹还有个石头推来推去，我倒好，赤手空拳地挥来挥去，却找不到一个着力点。

时间久了，无力感就来了。再久一点，那些症状也跟着来了——什么疲倦、兴趣感低下、不想吃东西（或者是丝毫不快乐的暴饮暴食）、精力萎靡就全来了。在我看来，它们都不是抑郁症直接带来的，而是身体对于无力的反应：既然用尽全力都无法摆脱险境，那就沉下去吧。由于身心一体，当你的精神世界感到一片绝望的时候，你的身体也将寸步难行。

这就是我得抑郁症的感觉。首先声明，以上很可能只是我一个人的感受，不能代表所有的抑郁症患者。

但可以肯定的是：在当时，对我来说，准确地描述抑郁症毫无意义。我清楚地看到这个怪兽走进了我的房间，我甚至看清了它长什么样子。书本里有无数人的案例告诉我：不用怕它！它只是个虚拟的影子！是的，我很乐意相信他们。但当黑夜到来之时，黑暗依然会将我笼罩，怪兽依然也会出现，而我，也依然束手无措。

唯一有意义的是，如果黑暗不能被轻易摆脱，我希望，最起码，能让我看到经历这黑暗的意义所在，以及它的尽头在哪里。

躁郁就是起起伏伏起起伏伏起起伏伏

你看，前面我讲得挺是那么回事的吧？

多励志啊，多热血啊，区区几篇之后就开始总结经验和方法了。你一定以为，这又是什么写书的惯用套路了——主角被虐到绝境，然后愤而反击，然后顺理成章热血翻身……

但躁郁症，可不给你面子。比起抑郁，它还多了剧烈的心理动态起伏。短短一天内，你可能会体会数十次，乃至数百次的人生起伏，就像是把一辈子的感受经历全部浓缩在一天内进行：

今天起床了，我真棒——这是状态起来了。

我陪爸妈喝早茶，今天的计划必须执行。

吃了药确实很困，玩会儿游戏吧。

就这样玩了一个小时？真是废物！

我要去书店，看 20 本心理类书籍！

我看完了，我感觉也就这么回事！我已经好了！

（路过的时候看到家对面的店铺生意很差……）

不如我开一家书店吧！今晚就开始调研！

这是我翻身最好的机会！

I am the king of the world！（我是世界之王！）

（找了一晚上资料。）

现在就差 100 万就可以成行了。

欸，我是不是忘了吃药也忘了睡觉？

哎……突然觉得好困，好累。明天再说吧。

……

现实情况大概比这个夸张，人啊，就像是坐在过山车上，或者是云层上，状态是起起伏伏，没有一刻是安定的。时间久了，你都不敢特别开心，因为你担心那是躁狂的前兆。你也不敢特别伤心，因为你的家人会比你更伤心，他们会说：你都在家休息了，还不够吗？

所以，你只能把稳定留给他们，把崩溃留给自己了。

这也不是什么难事，毕竟委屈自己总比委屈别人简单，至少面对你自己，不需要解释和愧疚嘛。只是这确实像李安的那部电影所说的：

"这确实是一场……漫长的中场战事。"

一般来说，战争片都是在描述战争的可怕，和平的可贵。但那部电影告诉我们，生活有些时候并不比战争好多少。我们都有难以逾越的战壕。

世界不公平……吗？

时间过得很快，确诊一个月了。

我暂停了工作，去看了三甲医院的医生，开始所谓的"在家休养"。即便如此，生活并没有比确诊前好多少。我心里清楚：这种"半死不活"的日子已经持续很久了，跟确不确诊没多大关系。从爷爷去世那天开始，我就已经是一个挂着吊瓶的病人，只不过是在苟延残喘。

明明是在大中午的阳光底下，我却好像在密室里戴着口罩，窒息得喘不过气。所有积极正向的因素，在此刻全是让人压力巨大的声音：世界如此美好，你怎么可以不好起来！

扪心自问，周边的人对我都不错，用社会的标准来看，甚至已经很可以了：老板拒绝我因病辞职的请求，给我办了停薪留职，好让我看病买药的时候经济负担能轻一点儿；家里人不理解我的抑郁，但也没多评论，甚至还在外人问起的时候给我打掩护，说我在家创作……有治疗费，有家里人照护，有老板理解，无论从哪个维度看，我都应该算是中国万千病友当中最为幸运的一个了吧。

但我依然认为：这世界真的不公平。

我不算是个了不起的人，但应该也不算个坏人，算个平民吧。我努力学习、努力工作、努力活着，校园霸凌也好，独在异乡也好，我从来没责怪过那些向我施加伤害的人，只是默默扛着。如果真像那句老话所说，"善有善报，恶有恶报"，无论如何，这抑郁都不该找到我头上来吧？

这人啊，如果只看到自己的日子，苦就苦了，还算是熬得下去，可更苦的是有互联网，有朋友圈，可以看到别人的日子。最难受的时刻莫过于：自己挺着抗抑郁药带来的困倦起床，刷到的全是刺激身心的信息——这个结婚了，那个生孩子了，还有那个以前还没我混得好的升职了……看到这些信息之后的心态，就是赵本山所评论的"看你可怜，非常好！看你太好了，心里别扭"。

我承认这非常龌龊，但这想法真的停不下来，就一边看，一边委屈。

抑郁，莫过于世界对一个人所执行的"虚拟审判"。也许某一天醒来，你就已经身处其中。它跟你原本是谁，能力有多大，做了多少好事坏事全无关系。

我不是愤青，我甚至是安分守己的人。只要有斑马线我都不随意横穿马路，只要路上的垃圾不太脏我都会捡起来。如果说抑郁的是世界上除了我之外的任何一个人，我都会为 TA 感到难过，甚至捐款……但偏偏那个人就是我。

对世界有恨，当然。

但更多的是疑惑：凭什么我要经历这些苦楚？

凭什么要好起来？

看到这标题的时候，如果你正处于一个黑暗的旋涡当中（无论它的名字是"抑郁""焦虑"，还是什么其他玩意儿），请相信：我也曾深陷其中，看不到任何希望。

如果大家都有相似的经历，那就是同路人了。

我知道，在这种状态下，即便没有了结生命的想法，我们还有自己在意的东西，家人也好，爱情也好，甚至只是对自己的不甘和愤怒也好，最起码还有股力量，拉着我们不往悬崖走，但活着，依然是让我们感到很痛苦的选项。

不能死是真的，但是活不起，也是真的。这个时候，任何充满希望和阳光的话语，都仿佛是在伤口上撒盐。

我知道这种感觉，它甚至会伤害到周围那些试图帮助我们的人。刚确诊那会儿，我的好兄弟拍拍我的肩膀，说："咱们去打场桌球吧，说不定抑郁就好了。"因为这句话，我对他破口大骂（幸亏，那是兄弟，骂也骂不走）。

我兄弟做错了什么吗？没有，他只是想关心我。但这句话在当时的我看来，就像是他在火山口上向里面的我大喊："要不要我给你一杯冰水？这样会凉快很多。"

抑郁病人的生活是很艰难的，鼓励抑郁病人则更为艰难。因为当一个人身处黑暗旋涡当中，他最想做的事只有挣扎，以及想知道谁能把他拉出苦海。没有抑郁病人会相信什么"未来会更好"这种扯淡的话，因为我们这群人根本看不见未来，只能看见不断想要逃离的当下。所以，一旦有人指出"你可以通过这样好起来"，我们就会升起愤怒，但这种愤怒表面上是针对周围的人，实际上是针对自己："你看，这么简单的事，为什么我就做不到呢？"

原谅他吧，即使你不能理解。

如果你是病人的家属、朋友、爱人，不用急着让他好起来，相信我，只要他还活着，一定有机会好起来。再者，你们可以为他创造一个好起来的环境（比如缓解他们的工作压力，暂时照顾他们的饮食起居），但是，不能要求他好起来。这一步，必须由他自己选择，才有意义。

如果你就是身处黑暗的人，我明白，这个时候，你确实不会相信所谓的希望会降临到你的头上。但你不是真的不相信，你是不敢相信。因为一旦相信"自己会好起来"，就代表着我们得为它负上责任，进而产生期待，有期待就可能会有失望。而失望，是对这个时候的我们的一场巨大打击。它是我们害怕"好起来"

的真正原因。

既然怕都怕了，那我们就换个思路吧！你可以决定"好起来"，去做网上、书本上、医生口中那些能让你好起来的事情，你也可以决定"不好起来"，暂时躺在自己的小床上，把自己关起来。但无论如何你都会发现，自主权在你。无论外在环境是给你支持，还是不支持，你都能自己决定接下来的态度。这是一件"因祸得福"的事，就是我们被迫地重新掌控了自己的精神。

这很重要。抑郁之前，我们可能习惯于向别人交付我们的精神，做自己不想做的事情，过自己不想过的生活。但抑郁之后，我们已经悄然触到生活的底部，那些原本束缚我们的名词，"成绩""收入""体面"等，都得暂时为我们的感受让路。舒服的时候，多积极一些。不舒服的时候，多消极一些。

不妨想想，这是不是因祸得福呢？

所以，唯一可以向大家保证的是：只要命还在，做到不伤害自己，不伤害别人，我们一定会好起来的。因为抑郁终将让我们意识到，生命该如何度过，才不会辜负自己。不是说抑郁了就什么都能做，只是，它会砸烂很多我们原有的思维模式。同时，也会诞生新的思维模式。

我们当然会在抑郁中"死去"，但是也会在抑郁中重生，最后，我们会活出跟原有生命轨迹完全不同的模样。这就是生命拥有的巨大的修复力，如果你正处于痛苦中，那么光明即将来临。这并不是鸡汤，而是真理。

所以，我们不仅能活下来，而且还能活得好好的。

站在天台上的人

.

写这一段的时候，我正站在天台呢。上面的风挺大，吹得我头疼。

我很早就觉得，这世界没什么意思，大家都在做自己不喜欢的事情，同时又喜欢逼别人做别人不喜欢的事情。比如，我是平民家庭出身，平时连零用钱都没有。但是我爸妈借了很多钱，让我上了一所贵族学校，说同学都是有钱人，氛围好。又说：不要说家中是做五金生意的，遇到事情记得要忍，好好读书就行了。

我都听了。可是，他们不关心你爸妈是不是卖五金的，只关心你爸妈有没有钱——没有钱就不是"自己人"。不是"自己人"，你不找事，事会来找你。有钱人剃光头，是学吴彦祖。我剃平头，就是"犯人头"，让人笑了一个学期。

有人说，不想被欺负，要么就打一场，要么就加入他们。可是，我不喜欢打架，也不喜欢加入他们。因为他们也没好到哪儿去，每天欺负完我，回头就被更凶的人欺负。所以你懂的，到头来他们都是强迫别人做别人不喜欢的事。我觉得这很无聊，所以能躲则躲。

那天，我回到宿舍，被7个吃饱饭的舍友脱了裤子，推进厕所打了一顿。前一晚我妈打电话给我，问为什么成绩倒退了300名，是不是最近游戏打多了。今天上课，内容是"美国贩卖黑奴的历史"，我站起来回答问题，背后都是那些"狗屎"朝我扔的粉笔头，老师默默地看着后面，又看了看我，让我坐下——我不意外，我甚至都能知道这些大人在想什么：多一事不如少一事，看不见就当不存在了吧，下节课的老师再来处理吧。对成年人，我很早就失望透顶了。

所以，我就来到天台上了，留了一封信，标题是《我不想再做奴隶了》。我觉得挺好，最起码，今天还是有听历史课的。

有时候也不是特别绝望，纯粹就是觉得活着没什么盼头。为什么要考高分呢？上个好点的高中。那什么是好点的高中呢？如果像这个初中一样，那有什么好的。高中之后是大学，大学之后是工作，如果像这个历史老师一样，那工作也毫无意义。所以，活着到底是为了啥，这所贵族学校没一个老师能告诉我答案。

他们都说，人生要有目标，要奋斗，要往那几个固定的方向前行。人生目标是走入大学校，大平台，拥有大房子。但以我来看，大平台上的垃圾，往往是大垃圾。大房子里的人渣，往往是大人渣。既然所谓的大平台不能保证是好平台，那为什么还要冲过去呢？

我确实想不明白，我爸妈没讲过，我老师没讲过，欺负我的人没讲过，安慰我的人没讲过，我想，可能是我太笨了吧。

既然这辈子长得这么笨，那还活着干啥呢，丢人。

要不，重来吧。

我张开双臂，往前面的风里走。打算像游戏主角一样一跃而下，最起码，有机会能换个好点的"出厂设置"吧。我大步地向前走。

在这个时候，我绊到了一根水管，一头摔在地上，摔回了我的床上。

这当然是个梦，但 12 年前的那一天，我确实在天台摔了一跤，还摔了一嘴的血——我刚装了铁丝牙套。因为确实太痛，我打消了往下跳的念头，进而选择熬到了毕业，熬到了我的高中，终于熬到拥有了一群好兄弟，也熬到了现在，开始了偶尔抑郁，偶尔热血，但还算正常的生活。

为什么人在经历了那些他们不能选择的痛苦后，还能咬紧牙关地活下去？时隔 12 年，这个问题我有时候能答上，大多数时候依然答不上。但毕业之后，我永远离开了那群人，然后明白：任何一个让你痛不欲生的环境，都有脱离其中的一天。唯一能用来反抗的武器，就是时间，时间终究是站在我们这头的。

从天台下来，楼下是一个转角，阳光从那里，刚好射到我的脸上。我转过身，它暖着我的背，送我缓缓下了楼。

我知道，你也一直在等待那个转角。所以我跋山涉水，从 12 年前穿越到你面前，只为了跟你说一句：相信我，一切都会过去。

就像那句经典台词所说的：

天黑了什么都看不见。

但是天亮之后，会很好看的。

我看过，所以特地回来跟你说一声，世界会是我们的，是值得等等的。

活下去的理由

如果你没得过抑郁，可能会觉得这个标题有点可笑——还有病人不希望自己好的吗？

当然是有的。

还记得我被诊断为抑郁症的那天，父母都大受打击，几乎说不出话来。但我反而大大地松了一口气：我终于得了一个"病"，一个在医学上，检查上，都站得住脚的"病"。不然，我怎么向他们解释，为什么一个外表看起来如此正常，研究生能顺利毕业的人，内心却是翻江倒海，一秒都不想多活呢？

网上有个说法我觉得挺好，抑郁症是一场"心灵"上的感冒。这就意味着，患者大部分的痛苦，都难以得到旁人的理解。我们不会建议一个断腿的人"去跑个 5 公里就好了"，但我们会建议一个抑郁的人"去找个女朋友吧，谈场恋爱就没事了"。对真正处于抑郁状态的人来说，解释清楚为什么抑郁，是一件不可能的壮举（尤其是他们自己也不知道自己何时开始抑郁了）。

我当时还有个想法：还不如得肺炎或者骨折这类显性病症，

这样还能"名正言顺"地躺在家里，不用解释了（想是这么想，但大家千万不要这么去做，就算骨折了你还是要解释为啥天天不快乐的，信我）。

所以，医院的诊断结果虽然残酷，但也是患者们的"保护伞"（你看，医生都这么说了，我确实病了，可以休息了吧？）。只有"抑郁症"能稍微合理化我们这群人所有不能解释的症状。所以，就会出现一种很怪的心态：抑郁症使我们痛苦，但同时也让我们产生了依赖。

处在抑郁中的朋友们，不是不想好起来，而是不敢好起来——如果有一天，去掉"抑郁"这两个字，我们该如何面对自己一团糟的人生？如何面对我们无法选择的出身？如何面对我们屡屡经历的挫折与失败？如果康复之后，我的人生还是一团糟，那别人凭什么鼓励我"只要活下来，一切都会好的"？

所以，比康复方法更珍贵的，是想要康复的念头。

关于这个问题，每个人的回答都不一样。记得我刚被诊断的时候，躺在家里看网上那些努力康复的人发的帖子。那些人，有的是为了理想，有的是为了家庭，有的是为了爱情，有的是为了生活，反正只要是为了别人的，基本上都会咬着一股劲儿坚持。而如果没有这个动力，就比较艰难了。

那我是为了谁？

父母？这么说有点冷酷，但当时的我，对他们更多的是愧疚和愤怒。愧疚于他们无法得到一个体面的儿子，愤怒于他们羞于面对这样一个真实的儿子。所以，我不为他们，也没办法为他们。

爱情？家庭？掉到谷底的话，还可能吗？算了。

理想？早就不敢想了，毕业一个月就抑郁休养，我大概是香港浸会大学传理学院有史以来最差的毕业生吧。

那……还有什么？

当时由于药效发作，我已经很困了，合上随手涂抹的日记本，就准备倒下了。忽然，有张照片掉了出来，是我读研期间采访公屋老人家之后，在著名的"怪兽大厦"留下的一张背影，当时只是为了炫耀用。但回想起来，我对那一天的印象特别深刻：那个捡纸皮的老婆婆。

她一生非常坎坷，家庭破裂了，儿子不知道去哪了，有幸分到政府的公屋，除去很低的生活补贴，就以捡纸皮为生。她最大的期待是有人搬家装修，以及不下雨。我们聊了很多，最后她跟我说：像你这样善良的小伙子，读那么多书，未来一定很好的！

未来一定很好的！

未来一定……很好的？

我到未来了，然后呢？

不知为何，此时在家里小房间的床上，安定药的药效正在发作。迷糊当中，我却如此清醒地想到这句话，然后想到无数张脸，他们是我采访过的那些人，也是我为之写过稿子，付过热血的那些人……

他们都在对我说：

"你是值得好起来的。你这么喜欢与人聊天，你还有很多人没见，你还有很多地方没去，你还有很多文字没有写。"

你不是什么抑郁末期，也不是什么绝症，你就是想要在马拉松的途中，休息一会儿——这是一个漫长的中场休息，仅此而已。

不是中场战事吗？

确实是，但中场，指的就是中场休息……

所以还是会有下半场的吧？

后面的话我忘了，因为药效已经发作了。但那一刻我知道，我不会自杀。

人生还有下半场。我们也还有下半场。这不是鸡汤。

如果你参加过足球比赛你可能会明白，这只是一个规律。只要你愿意把比赛踢完，就会有下半场。

致未来的我：

嗨，你好。一个多月没见了，我想，是时候给你写点东西了。

该做的治疗我都去做了，吃药也好，心理咨询也好，虽然未必马上有作用，但是，这些官方认可的方法，我确实去尝试了。还有，该看的书我也都看了。虽然大部分时间我都睡过去了，不过，我总算知道抑郁是怎么回事了。我想过死，但现在不那么想死了——但也不怎么积极，因为我知道死了跟现在也没什么两样。而且，如果有来生，我估计还会再经历一遍这事。

最糟糕的时刻好像已经过去了。适应了药物的副作用后，我已经可以做到 8 点起床喝早茶了。姐姐回去上班后，家人也放心让我一个人在家了。我会去书店，随便看点什么、写点什么，虽然大部分时候都是睡过去的，但也算是找到事情干了。

我感觉到自己正处于一个巨大的滑坡上。身后是沙漠里那种细细的沙子，我躺在一个滑板上，不断向下滑。这已经比前段时间好多了，那段时间梦里的我都是在不断地往下掉，现在，身后还有一块滑板。但是，感觉还要滑很久很久。它滑得很慢很慢，但我完全没办法停下来。

这大概就是所谓的"缓慢地下沉"吧，这是一段漫长的岁月，不过我已经能接受了。我也能接受生病不是我的错。但是，出于人类的本能，我还是想要知道，这样下降的生活还有多久，以及以什么样的方式，才能爬回到原来的起点，回到原来的生活节奏中去。

我还会好吗？我已经不奢望能马上得到答案。现在的我，只想问："我还能重新恢复正常吗？如果不行，那日后应该如何生活呢？"

好像跟上一封信问的问题差不多，但我想你能看出来，我确实是变了的吧。如果说之前能量值是 −1000，那么现在，怎么也得到 −300 了吧？

期待我们在梦里相见。

依然在痛苦中的阿杰

2018.09

年轻版阿杰：

写下这段话的时候，我正坐在小房间里。窗外能看到飘着细雨的天，还有小区里的树。还有一张书桌供我写作，唯一的缺点可能是网络信号不好，不过对于写作来说这也许是个好条件。

门外，女朋友正在收拾中午的饭碗，她说碗不用我洗，只要月底能把这稿子写完就好。为了写完这稿子，我们半个月都没接待客人，可见平时客人真的很多，大家都喜欢来我们家，吃饭、喝茶、打游戏。

月初刚来了一只金渐层猫，叫小金，调皮了点儿，但它大部分时候也会静静地陪着我写东西。除了每天铲铲屎，教育它不能到处乱爬以外，其实养只猫没有我想象中那么困难，也没有那么贵。

自由职业一年多，有过很多机会，也错失过一些，但每一个都成了现在的经验。工作速度有慢有快，也有加班的时候，但再也没出现原来那种崩溃的状况。就算是心情不好，也可以迅速找到一个角落躺下，慢慢调整过来。

是的，这就是抑郁康复后两年的生活。虽然康复之后，生活同样是充满遗憾和挑战、挫折与失败，好像什么都没变，但最大的变化在于心态：未来确实还是一团雾，但好像不再是一件令人恐惧的事情。

上面就是停药康复两年多后的生活，我知道，这样的画面离你有点遥远（你也不用对此感到灰心，毕竟我就是你，对吧？）。我知道现在的你，偶尔会积极起来，但大部分时候还是会消极下去。你每天都按时吃药、睡觉，但也不知道这样的日子什么时候才会到头。医生、家人、咨询师都对你很好，起码已经尽他们所能了，但没有一个人能回答"到底什么时候才会好起来？"这个问题。

看到这里，我想你会有点急躁：干吗？又想说什么"会好起来的"这类毫无用处的鸡汤吗？我当然知道会好起来，可是这过程就是很难受啊！每天都无所事事，去书店昏昏沉沉待一整天，看所有心理健康的书但又啥都不记得，想每天写点东西但没有力气写，像个废物一样，这样怎么可能好呢？

我很心疼你，伙计。我知道看到别人好起来，自己却无能为力的滋味。我也知道旁边伸过来很多援手，但是你连一只手都拉不住的感觉。但请相信我：我所说的这些，都已经发生过无数次了，无论是绝望和痛苦，还是希望和释然。

或许……我没办法告诉你，"好起来"还需要多久，但我可以告诉你确认自己"好起来"的那个瞬间。它也许就发生在一个平常的午后。你刚刚从午觉中醒来，阳光并不怎么好，但也不下雨，天气正合适出去运动运动。你换上了跑步的短裤、短袖和跑鞋，出了门，站在楼下热身。为了锻炼和省点水钱，你还背上了家里的运动饮料。

忽然就是这么一刻，你发现你什么都没想：没想现在，没想未来，没想那该死的抑郁，没想下周的复诊，没想父母的担心，没想自己的愧疚，没想这一份工作如何结束，没想下一份工作何时开始，没想吃药还要吃多久，也没想康复之后去哪里好……

此刻你心里只有一件事：活着，真的还挺好的。要是你用心听，你会听到种子在灵魂深处发芽的声音，风带来的你许久不曾有过的笑声。这时候你开始确信：无论下一阵风何时来临，你再也不怕黑暗的到来了。我的兄弟，那就是"好起来了"。

康复版阿杰

2021.04

CHAPTER 3

开始治疗了……

网上看到有些病友，一边吃药一边工作，我是很佩服的，但是不建议——除去药物带来的困倦，还有就是这个病多多少少会造成一些反应力和思维力的下降，工作效率的下降是由不得你的。当然，如果没条件的话，就尽量远离有生命危险的体力劳动，效率低一些就低一些吧，保命要紧。

我幸运些，能有个家蹲着，不过，每天思考要做什么，依然是十分头疼的事情。

整天睡不是不行，但是会造成身体的浮肿加重。而且大家睡过一整天就知道，这样压根没有休息到，反而头和腰都会更疼。所以，还是要适当地出去走走，就算是咸鱼，还得翻身晒呢。（还是那句话，实在抑郁到动不了，就算了吧。一辈子那么长，闹腾的时候多着呢。）

我亲身体验了一下，真的抑郁难当的时候，下面这些事是可以做做看，同时也不花什么钱的：

晒太阳

正面 15 分钟，背面 15 分钟；

虽然听起来像烧烤，但真的很管用。

随便拿出一本书，随便抄一页

目的是写，不是内容。

去一个书店，坐一下午

最好有猫。

去一个公园，坐一下午发呆

不用刻意发呆，坐在那里就行。

如果愿意开口，就跟老人家聊天

随时可以开始，随时可以结束。

下床换身出门的衣服

但不一定要出门，只要有出门的感觉就行。

一直看《三只裸熊》动画片

看不下去就播着也行。

不要看任何让你感受不好的东西

无论是书还是影片。

看绘本，画越多字越少的越好

比如说《蓝色小药丸》《我心里有个小小人》这种。

如果可以的话，多吃点健达缤纷乐

确实甜得很难让人一直沉浸在低迷里啊。

收拾，重点不是收拾本身，而是丢东西

这个感觉实在太好。

······

待更新，后面应该会补充。

重点是，没有什么"必须"要做的事，甚至，连"好起来"都不是必须的。

事实上，我认为我们的生活中，正是"必须"要做的事情太多，人才会逐渐地抑郁。

抱抱自己，如果上面的清单里没有你想做的，就躺在你目前所在的地方也很好。

相信我，生活不会陷下去的。

它会托举着你，直到你愿意起来。世界也是一样的，没有特别美好，也没有特别坏，世界就是那个世界，你还会是那个你。

如何争取家人的理解、支持？

实话说，我很想给大家写一个充满希望且流畅的答案，就像连续剧里的"happy ending"一样：如实交代，迎来谅解，得到支持，最终康复……

但，哪有这么简单，至少刚开始的时候，家人，甚至你的朋友，大概率是不理解，也不支持的。

他们会有这样的反应：

"啊，抑郁症？这是什么东西？"

"哪有那么容易得抑郁症？再查一遍吧。"

"咱们家在人民医院认识一个××医生，咱们让他看看？"

"你受什么刺激了？"

"分手了？缺钱了？都不是？那怎么会抑郁？"

"肯定是工作太忙了。"

"那就干脆辞职回来考公务员吧。我跟你说，只要换个轻松的活儿，再找个女朋友就都好了。听我的……"

……

如果你刚向他们坦白状况，这些话听着确实挺伤人的。但不要怪他们，在很多人的人生旅程中，他们确实"幸运地"与抑郁症无缘。对长辈来说，抑郁症这个词在他们那个时代还不存在，取而代之的更多是生存上的恐惧，比如说不够吃，比如说不够钱，比如说家庭不和谐。

对一部分人来说，生存就是生活的唯一意义。如果活得好一些，这意义就更重了。但对于另一部分人来说，生活的意义是个问号。什么叫"活得好"，也是个问号。

他们无法按照社会给的标准活得快乐，没有自己建立的标准，也没办法在自己和社会的标准中取得平衡，这些都是奢望。

所以一部分人产生了不解：抑郁是"吃饱了撑的"。

因为吃不饱的时候，只顾吃就行了。

另一种人抑郁是因为疑惑：这辈子除了吃还能干什么？

不知道。

这压根就是两种人，连相互了解、接受都需要时间和勇气，他们不理解我们太正常了。

当然，抑郁的成因还有很多，这也只是我自己的历程。但我相信，向父母坦白是需要很大勇气的。当家人和朋友产生误解的时候，我们会感受到更大的伤害、更深的难过，也是很正常的。在这个时候，我们不相信能得到他人的理解，但依然期待它，所以，矛盾嘛。

说了这么多，到底该做什么才能得到支持和理解？

说实话，我也不知道。

我自己确诊的那天，上面那些"伤人"的话，我爸妈、我兄弟都说过。我知道，他们总是当着我的面叹气，背着我哭。我也知道，他们无法理解，也无法接受自己的儿子／朋友"是个精神病"。我也知道，他们面对我说保密，背地里跟亲戚诉苦。

我知道，我很愧疚，但我无能为力。对一个患者来说，唯一能做到的就是坚持活下去，坚持吃药，坚持吃饭，坚持起床晒太阳。我的确活得很痛苦，但是有家人，有兄弟，为我活着。就算我没法用"立马好起来"报答他们，至少我要记得：我的命，不止有我一个人在担心。

我只能说，过了一段时间，也不记得有多久，从来不网购的我爸，偷偷托人给我买了张进老师的《渡过》，他一句话也没说，只是把它放到了我房间门口。从来好面子的我妈，也会在外人前给我打掩护，解释我长时间在家是为了创作。小时候跟我打架的我姐，会陪我去她从来不喜欢去的书店。高中的好兄弟，会默默约我出来打桌球，听我抱怨生活和未来，但从来不点评和同情我，只是听着。

是的，他们不会理解，至少不会马上理解。对他们来说，原来人不愁吃饭和恋爱，也会抑郁。要接受这件事情，不亚于要学着接受这个世界真的有哥斯拉、尼斯湖水怪、黑猫警长……（当然如果几百年后真的发现了，当我没说，哈哈哈。）

但相信我，为了你，他们会愿意尝试去理解的。也别忘了，在这个世界上，即使你看不到，依然有很多人跟你走在同一条路上。

你也许孤单，但并不孤独。

关于吃药这件事

对于精神类药物，人们总是存在着无比丰富的想象空间，比如说人一吃就会疯疯癫癫，只要吃了就得一辈子吃，吃了反应会变慢……

但另一方面，药物是人们感到最为安心的治疗方法。它既不需要像手术那样产生巨大的创口，也不像"心理咨询"那样，让人觉得只是聊两句收效甚微（但实际绝不是这样，下一章我会详细讲讲心理咨询对我的影响与帮助），它能给患者带来一种"只要我按时吃药，我就会逐渐转好"的希望感。所以，患者和家属都希望医生能开些药吃。

有药吃，就能好。这是很多人的想法，但事实没有那么简单。举个例子：我们有很多感冒药，但没有药物是能直接"治好感冒"的。这些药只是让我们的身体好受一些（比如说，让我们不会鼻塞到死，发烧到死，等等），好让我们挺到免疫系统发挥作用，干掉这些病毒。也就是说，药物只是辅助，真正有用的，还是我们自己。

抑郁也是一样的。

目前的精神类药物，都是根据一个原理研发的，叫神经递质假说——听名字就知道，科学家们对此并没有取得一致共识。但大部分人都认为，人们变得不开心／狂躁／焦虑／失眠等等，都是因为神经中的递质出了问题，而药物能够对它产生影响，从而逐步改善情绪状况。

看不懂也没关系，你不需要学医。关键在于：吃药，确实是目前主流的治疗方法，但是它的作用是"逐步产生"的，也就是需要时间，甚至，需要不断耐心尝试。

之所以需要耐心，原因是：药物抵达神经所需要的时间很长，大概在一周到两周。在此之前，我们会率先感受到它带来的副作用。

拿我自己来说，最开始服用的是抗焦虑药＋抗抑郁药的组合。没什么异常，也没什么效果。后来换了安定类药物，副作用就明显了，具体表现在：每天很容易困，要睡十几个小时，吃得很多，脸开始浮肿。

看到这里你可能有点害怕，甚至拒绝吃药了。但是听我说完：大概两周之后，我的睡眠就恢复正常了，脸的浮肿也退了下去。这就是难熬的"副作用期"，药物会适当影响我们的生活，但身体已经成功适应它了。

那为什么我需要吃药呢？首先，吃药前，我的失眠症状很严重，基本难以入睡。然后焦虑情况特别严重，基本无法集中精神，每天反复地进行抠手指等强迫型行为（医学上这叫躯体性症状）。

对此，我的医生告诉我：如果抑郁还没有严重影响到生活，可以单用比较长期的治疗方案（如咨询）。但如果已经影响到睡眠、食欲，以及日常动作等，用短期＋长期的方案（如吃药＋咨询）会安全很多。

此时的身体就像一辆奔驰中的汽车，刹车失灵，已经停不下来。这个时候，药物就是那个千斤顶，把汽车顶起来，让汽车空转，直到耗尽所有油。所以，服药的过程确实相当难受：看着自己的动力一步步减退，待在床上沉睡，坐在纸巾盒旁边抽泣的时间越来越多。

但好就好在我们不会"车毁人亡"了。这辆车终于可以试着停下来，哪怕是被迫的，也是好事情。

有人吃药后康复了，有人吃药后效果不明显，有人换了很多种药，效果依然不甚理想，也有人没吃药但康复了。这些例子都是真实存在的，每个人抑郁的成因不一样，个人体质也差异很大，所以治疗的进程也差异很大。归根结底，药物也好，其他方法也好，都只是为了让我们脑中奔驰的汽车停下来，彻底地休息一段时间，思考一下自己的去向。

所以，只要你能让自己停下来，无论用什么方法，都是值得尊重和理解的。

最后，对于找医生开药这个事，我知道第一次对谁来说都不是容易的事。还记得 2018 年那个冬天，我在省人民医院里面对着医生把自己的情况倾泻而出。他是这个行业的权威，用了不到 10 分钟（也许更短），就完成了问诊开药一条龙服务。

我最终被诊断为双相情感障碍，比起单纯的抑郁症，我还会在短期内经历躁狂和抑郁两种不同状态的切换，也就是说：我会在短时间内（也许是 5 分钟），经历 N 次大喜大悲的过程，十分辛苦。

我看着病历单上简洁明了的文字，指了指"安定类药物"那一栏，担心地问："医生，我听说吃了这个，以后都断不了，人会变得昏昏沉沉，是真的吗？我还可以继续写东西吗？我还可以回到正常生活吗？"

话音刚落，他扶了扶眼镜，从电脑前抬起头，看了看担忧的我，爽朗地笑着说："小伙子，开给你的药，我自己平时也吃，分量还是你的两倍！你放心好啦，该写还是能写！"

这时候我才想起来，我是上午的第 30 号，而他从早上 8 点半就开始坐诊了。现在是 12 点，后面还有加号的。大家从四面八方赶来，都想把话说得多多的，因此医生上午的上班时间严重超了。在他身后，还有刚刚护士抽空送来的盒饭，我看诊之后，如果其他病人不抢先进来，他才可以吃上几口饭。

大家真的都不容易，甚至都很艰难。
但是依然有人，努力给你展现积极的那一面。

我收起挂号单，起身道谢，顺便帮医生把门关好，给他争取点吃饭的时间。当时我自己都不知道，医生的那句话对我来说有多重要。在无数个撑不下去的夜晚，它都让我变得安心起来，踏实起来。

他为我开了一张药方，也为我扯出了一道光。现在，我把这道光，也传送给读到这段文字的你们。

那，需要去做心理咨询吗？

人病了就得吃药，这是千百年来已经形成的民间共识，很好理解。对于精神类药物，社会大众的了解不多，但起码知道是药物。

但对于心理咨询，即便它已经进入中国几十年，大家对它依然充满了想象色彩，如心理咨询就是简单谈谈话、心理咨询的人都能看穿别人，等等。加上某些偶像剧的不当宣传，人们将心理咨询看作一种巫术，如果无求于它，就是"聊聊天而已"，如果有求于它，那就变成了"你跟他聊聊就好了"。

实际上，当我们因为精神困扰前往医院时，医生普遍会根据我们的实际状况，采用不同的治疗方案，心理咨询就是其中的一种。采用何种治疗方案取决于我们受困扰的实际程度、配合度、接受程度，等等。有些困扰的病因是生理性的（比如缺乏某种物质），那么吃药见效更快；有些病因是心因性（比如发生某件转折点事件），也许心理咨询效果就更好。上一辈的人很难接受心理咨询的治疗方式，但这代年轻人不同，我想是因为心理咨询的过程"看起来不像在治疗"，能给人带去天然的放松感吧。

那，需要去做心理咨询吗？

我去做过两次心理咨询，一次是在读研究生时，另一次是抑郁确诊后。实话说，他们并没有"直接"治好我的病，但重要的是，他们都耐心听我说了很多的话。印象中听到最多的是，"阿杰，你可以试试这样……去表达你的情绪"，然后就是"我们下次再见"。虽然他们从不看表，但是基本都是准时结束的，他们这种时间把控感令人佩服，也让人觉得冷酷。

当时，我的真实感觉是：嘿，难道我就是买了一个树洞？事实上也是的：记忆里我一直在说，对面一直在听，也不评论。咨询师每周总会布置一个"作业"，写给前任/写给父母/写给爷爷奶奶的信……印象中我还很配合，毕竟写东西和讲东西我都擅长，还有无穷无尽的倾诉欲和表达欲。

做完两个疗程之后，我就没去了。原因有两个：钱其实是我妈付的，我不想亏欠她太多，就主动暂停了。另一个是效果感觉不达预期（我当时也以为，聊完就"好"了，就能回去上班了）。

所以，这个心理咨询完全没用吗？当时也许是这么看的，但是现在，我认为那是一个很重要的治疗方案。原因在于，那段时间也许是我一生中最需要被他人倾听的时刻。而无论是谁给我做心理咨询，他们都给到了我很容易被忽视，却非常珍贵的东西——尊重、保护与接纳。

无论我在那个小房间的沙发上，说过什么，做过什么，都是在面对一个有专业素养的陌生人。也就是说，我不害怕这些内心的阴暗面会为他人所知，更不担心对面的人会跟我的生活有什么交集（后来才知道，这也是职业咨询师的专业所在，受访者和来访者要保留必要的距离）。

心理咨询对我的作用（非要总结的话），那大概是：给人一个受保护的、安全的环境，引导人说出内心真实所想，将内心压抑的能量安全地释放出来。这听起来还是像"树洞"，但其实还有一步：激励人发现自己苦恼的本质原因，支持他们找回自身力量，解决自身问题。

也就是说，心理咨询师不是来帮我们"背锅"的，也不是来"拯救"我们的。他们的终极目的是让人找回拯救自己的能力——因为自己的问题，最终只能靠自己去解决。别人帮忙解决的问题，终有一天会重新回到我们身上。这是认知行为疗法的核心精神，当然也是我现在笃信的部分。

这世界上，专业的心理咨询师有很多，治疗的方法也有很多，但是合拍的咨询师需要主动去寻找，我感觉这跟找朋友有相似之处。不同的是，对方不是来哄你和单纯抚慰你的，最终都是为了让你站起来，虽然问题还是那个问题，但是你一旦站起来，问题就矮一截了。当然，好的咨询师标准只有一个：让你感到舒服，只要是你觉得能带给自己安全感，感受到支持和力量的，都属于好的咨询师。

所以，如果你想找心理咨询师了，可以抱着这样的想法："我是去找一个战友，专业且安全，陪伴我一起解决我的问题。"这样想也许就会少一些失望和幻想，多一些踏实和耐心吧。

当然，要是有的选，每个人都不会愿意花大价钱，隐藏自己的周末行程，偷偷去找一个陌生人，并在 TA 面前痛陈自己的不是。不过作为一个抑郁的亲历者，我认为终此一生，我们也会屡屡经历这样的瞬间：痛苦、绝望、无能为力，它未必有一个"抑郁"的名字，但也足以让人深陷泥沼，寸步难行。

这样的瞬间就像是涨潮的江水，而好的心理咨询师，就像是水利工程——把江水疏导下去，有朝一日，它会灌溉无数肥沃的土壤。他们不会让问题消失，但会让我们逐渐不害怕问题的存在，最后，升起对生活、对自己真正的信心。

那就是阳光照进心里的感觉，哪怕就一瞬间，也能让人增加很多信心来。

面对伤痕

"写一写你面对过的最艰难的瞬间吧。"

读研的时候，我就开始秘密地接受心理咨询服务。香港的商业心理咨询服务价格不菲，但好在有在校学生的身份，可以免费接受学校提供的心理咨询师的服务。

写下艰难的瞬间，就是咨询师给我的"任务"。实话讲，我没想过做心理咨询还有作业。不过，这样也好。因为写作大概是让我感觉到最为舒适、安全的一件事，它只需要一张纸、一支笔，只需要面对我自己，不需要向任何人解释，也不需要和任何人合作。与其说是写字，不如说是独处。

难不成这是什么新型的"伤痕疗法"，通过揭示自己最伤痛的记忆，从而实现什么疗愈效果？每个人都有一些深藏在心里的、遥远但深刻的惨痛记忆，它们就像是一块块已经结痂但尚未痊愈的伤痕，贸然揭开会很痛，还会继续流血。只不过，当时的我已经没有多少方法，既然收到的指示是写，那就写吧，这也是我最后一件还有点自信的事情了。

拿起笔，脑海里盘旋着咨询师的那句：

"写的时候，不要想有什么效果，写就是了。"

我握着笔，它很轻，是一支很好的笔。然而此时此刻，它却变得非常重，像一把不愿意被拾起的钥匙，通往更不愿意面对的过去。但就跟学生时代不得不完成的暑假作业一样，到了开学前一天，你最后还是得完成的，这是一个必经的过程。

"反正，结果也不会变得更坏……"

我反复念叨着这句话，扭了一下手里的"钥匙"，打开了那些所谓的痛苦往事：

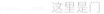
这里是门

第一个痛苦的画面是什么？应该跟我妈有关。

看到这里，估计大部分长辈会觉得"这孩子忘恩负义，怎么能这样想呢"。对不住了，我总得诚实面对自己的想法吧，再者说，其实对于绝大部分成年人来说，第一个让自己感到痛苦的对象就是各自的父母。毕竟，父母是我们要面对的第一个世界。

从小我妈就总让我觉得紧张害怕，从她嘴里经常说出的话是"不准"。

"不准喝碳酸饮料。"

"不准两科成绩低于 90 分。"

"不准去他家里住。"

"坐车的时候不准坐前排，那是长辈坐的。"

"不准夹桌子对面的菜。"

……

她的语气很坚决，基本没什么商量的余地。如果想要商量，下一句就是"不准顶嘴"，可以说，她是处于不败之地了（有一说一，这种谈判气场我到现在都还没学到手）。

关键是，她自己就是个自我标准非常高的人，这就导致了一个结果——基本没人能挑到她的毛病，她给周边人的感觉永远是压制性的。

那有什么事情是"准"的呢？按规矩来的事情，她都批准。以及，能经常听到一个句式："只要你做到……我就让你……"比如说，只要我考到一个什么成绩，我就可以偶尔做一件"那些不准的事情"。回头来看，其实我一直在用打工人的心态和我妈相处。同时我一直觉得，面前的一切，都是我通过自己的表现"赚"回来的，如果我表现不佳，这些吃的、喝的、玩的都可以被收走。所以，在家里，我总是抱着一种"寄人篱下"的心态。

写着写着，就到了初中……写之前明明想好了，不要啰唆地诉苦，但写着写着还是忍不住，算了，还是继续写吧。

那是人生中最黑暗的时光。我奋力考上家人眼里最好的初中。所谓的"最好"就是成绩最好，条件最好，学费最贵。但对我来说，我遇到了最糟糕的一群人：他们家境优渥，并以此为资本去压迫他们身边的人。

这群人，法律上还称得上是"孩子"，实际上已经继承了他们家里的"毒辣眼光"，拉拢他们认为有用的，排挤他们认为弱势的人——比如说家里没背景，而且喜欢独来独往的我。

我当时还经常反思：自己是如何得罪了他们？直到很久很久之后，我才明白这种霸凌是不需要任何理由的，仅仅是因为一种乐趣——他们可以运用父母给他们的庇护，去享受一种权力。这个时候，你要么选择拜倒在权力之下，要么选择用拳头打出一片天地，要么，就只能选择隐忍。（经历过校园暴力的朋友们，应该能明白我所说的话。）

毫不意外，我选择的是隐忍。哪怕我心里清楚：只要我奋起抗争一次，他们就不敢轻易这样对待我。但我就是不敢，原因很简单：一旦事情发生，我不敢把希望寄托在我的家人身上，不敢相信他们会挺身而出，保护我。

相比之下，隐忍是最好的选择。它只需要委屈自己而已，不需要向他人解释，不需要把后背交给任何人。所以，被全班人孤立也好，吃饭的时候被占座，只能站着吃饭也好，被舍友关到自己的蚊帐里打也好……只要我自己擦掉嘴角的血，最起码我还能忍下去。

老师什么都看在眼里，但他们也同样保持沉默——要不就转过头去，对啊，只要看不见，事情就不存在了，多省事啊。谁的爸妈都惹不起。那就算了吧，反正那个小个子会忍着的。

我对成年人感到普遍而广泛的失望，就是从这个时候开始的。

当然，我也上过天台想寻短见。那会儿刚学了黑奴贸易的历史，觉得自己跟黑奴也差不多了，不如一死了之。还像模像样地留了遗书，偷偷上了天台，站到天台边上，往下看了看就怕得全身发软。忽然想到，如果我这样跳下去，父母连仇都没法给我报，太吃亏了。所以，我就打消了这个念头。

（当时看起来，怕死、怕痛、怕高是一件很怂的事情。但后来，恰恰是这种特质成了我的防护网，无论状况再差，最起码我不会放弃生命。有了生命，才有后面的转机。）

就这样熬了 3 年，终于初中毕业。幸运的是，高中和大学我过得都很平和顺利，该经历的都经历了。再到初恋，再到研究生，再到爷爷去世……是有很快乐的瞬间，但也有很遗憾，甚至依旧嫉恨的瞬间。

我一直写啊写，一边写一边流眼泪，一边流眼泪一边心生不忿：我一生没做什么错事，为什么这些人要这样对我？如果像某些长辈所说，是我欠了这些人的，那我到底要怎么还清？

而我的咨询师，她为什么要我写下这些难受的回忆？她有什么目的？她是希望看我笑话吗？她是觉得我只要一直痛苦下去，就永远离不开她了吗？我是在校学生，付不起长期咨询的钱啊！真是个"恶毒"的女人！我决定，从今天开始把她的名字加到我的"仇恨清单"里去……

想是这么想，但我还是带着这满满的几页纸，开始了下一场咨询。

"我写好了。您看看。"

她笑了笑，把我的信接过去，但是没有打开。

"写完之后，你的心情怎么样？"

天啊，你居然还问得出这样的话。我暗自腹诽。

写完一大堆仇人的往事，你说我心情怎么样？不是你让我写这些的吗？接下来就该叫我学会放下，学会原谅了吧？这种套路，这种令人反胃的"鸡汤"，我可不想再喝了。

"嗯，我的心情不好。如你所见，我没办法原谅这些人。我越写越恨他们。"

她忽然打断了我：

"我没说让你原谅他们。"

"我只是，让你把他们写下来。"

只是写下来？

那写下来干吗呢？

浪费纸张？

"对，只是写下来。"

"你能写下来，就是一种面对。"

"写下来，就是一种好的开始。"

当时的我还不知道，咨询师的这些话意味着什么。但现在看来，这就是我面对苦难的一种方式：不强求放下和原谅，只是选择面对它。

"选择"，这个词特别重要，直到很久很久以后我才意识到：我们无法选择自己经历过的事情，但我们能选择以什么样的态度去面对这些"黑暗"的过去。写下来也好，放下也好，放不下也好，不是这些回忆控制了我们，而是我们经历了这些回忆。无论好与不好，它们都锻造了此时此刻的自己。

事实上，黑暗和光明总是搭配出现的。回到初中那些黑暗的岁月，有那些欺凌我的人，就有那些同病相怜的人。有那些沉默以对的班主任，就有那些给我提供保护的老师。即便他们没有改变我被欺凌的事实，也没有成为我的"救世主"，但都照亮了我崎岖挣扎的路，让我坚持到了摆脱苦海的那一天。

确实，苦难就是苦难，没什么好歌颂的。写下来，并不能让我感觉更好，但是我握着面前的几页纸，头一次意识到：是我拥有了这些苦难，而不是这些苦难拥有了我。就像阴天的乌云，它会短暂地盖住天空，但总会过去的。这不是鸡汤，这是事实，是可以相信的事实。

我终于升起了一丝难得的信心。这种信心不代表乐观，我依然是痛苦的，依然是无助的，但我终于相信：我所经受的这一切，虽然不是我选的，但是，它终究会结束。

只要我坚持下去。

每天只动 100 米

"毕业之后，现在还有去做运动吗？"

毕业之后，每周一次的心理咨询得花钱了。对此，我总是既期待又抗拒。期待的原因很简单：我可以非常放松地把心里的垃圾倒给对面的人（因为我付过钱了，哈哈！）。而抗拒的原因，就不太好承认了：面前的这个人，总是会戳出一些挺重要的，但我不太喜欢的点——比如说，运动。

我："最近，是比较少了。不，是基本没有。说来搞笑，我以前在学校是足球队的，一周都得踢四次球。现在这个病，我吃了药会很困……"

她微微笑打断了我：

"想想上次运动的时候，你快乐吗？"

竟然问出如此俗套的问题，我心想，但又忍不住回忆起来。上一次运动，应该是去年冬天，那时候我刚刚开始休养，是情绪最为低落但平和的阶段，还有点力气出去动弹。那次是足球队的师兄们回学校踢球，我还是像原来一样当门将。实话说，我守得还不错，反应挺快的，反正没人看得出我正在服用抗抑郁药……

脑子转着，嘴不太情愿地张了张：

"嗯，还行。"

咨询师拿起笔，往纸上写了写，盖起了本子，还是微笑（无论我怎么回答，她好像保持着这个表情一直不变）："也许，你下一周可以试试，每天运动一点点，看看效果。"

"运动？你是说每天跑 10 公里，然后就会开心起来吗？医生，虽然我读过村上春树那本书，但我一点儿都不信啊！他跑步是找灵感，我一天困 14 个小时，能一样吗？能不能换个方法？"

她还是笑了笑：

"你怎么想、怎么做都是可以的，我们下周再见。"

呵！又是这种四平八稳体面到不行的回复，我才不照着做呢，这一天过得就像是在听网上抄来的鸡汤回复。我付心理咨询的钱，是来倒情绪垃圾的，其他的，算了吧。

回家吃饭，父母照常问起心理咨询的结果，我照常忽悠过去，躲进房间，玩了一会儿游戏，吃药，躺进被窝里。

"万一……她说的有点道理呢？"

带着这么一个念头，药效把我打晕，送进了梦乡。

第二天醒来的时候，已经是中午。我匆忙起来，把早餐剩下的云吞热一热——值得一提的是，由于药效，我每天都错过早餐时间，这已经是基本操作了。吃了剩菜，再吃点饼干，就当作早午餐了。我躺在沙发上，试图寻找今天有什么事情，可以填满又一天的空虚。

天气居然挺好，下午两点的阳光，刚好从窗缝照进来，晒到我的腿上。我转遍了电视的每个频道，找不到任何一个值得停下来看的。刚好，我爸游泳完回家，到了客厅，打开了他的象棋游戏——我知道，他是通过这个方式来陪着我，但这个时候的我，更多的是感觉尴尬。

"不如，趁机出去动一动？"

"我也不用跑，散一下步就好了。"

于是，我换了一双跑步鞋，换了条运动短裤，就出门了。这鞋由于长期不穿，已经有点泛黄发脆，走起来每一步都嘎吱嘎吱响。听起来这双鞋跟它的主人一样，都不太情愿，一副对这个世界过敏的样子。

由于是工作日，像我这样的无业游民没几个，公园里人很少，但初春的风挺大。我在湖边走了几步，感觉到一些凉意。刚想折返回家，却遇到同一个小区里来跑步的健壮老伯，他跟我打招呼："啊，你也来运动啊！"

"啊，是的啊！"

那不然我怎么回嘛？穿着短衣短裤运动鞋，过来散步吗？更尴尬的是，这老伯跑到前面去，还放慢了脚步，远远地回头，大概是示意我可以往前跑。

总不能晾着老人家吧，那我往前跑跑？感觉跑一两步也不会死。于是，我摆动起双腿，时隔不知道多少天，打开了手机里的

"Keep"App，开始跑了起来。（这种一年难寻的瞬间，还是要用Keep记录一下的，毕竟人嘛，都虚荣。）

一开始，我似乎不太熟悉自己所处的这副身体。从头到脚的每一个关节，都在嘎吱嘎吱响，它们似乎在向我抗议：跑步，你疯了吗？然后，就到我的胸腔和肺了，好家伙，就像没学过呼吸一样，进去两口气，出来三口气，越跑越喘。为了不让阿伯看笑话，我赶紧跑到了另一个路口。实话说，那一天的我比他更像阿伯，像台报废多年的拖拉机一样，哼哧哼哧地往前蠕动——用难听一点的话来描述，就是用奔跑的姿势在爬。

我一边跑一边看我的 Keep，我的天，居然才 500 米？这到底是多破败的身体啊，不行，我就算是爬也得爬到 1000 米，不然太丢人了。

好了，终于轮到心脏——这家伙跳得跟地震一样，却丝毫驱动不了四肢。我的身体，我的呼吸，我的心脏，就像 3 个不同的人在跑步，完全是错乱的。强撑了一段时间，我趴在了一块大石头上，疯狂地喘着大气，全身冒汗。我只跑了 971 米，太失败了。

跑这么点距离就喘成这样，得被旁边的人笑死了吧，尤其是那个阿伯。我无奈地回头看，发现空无一人。再往湖边看，依然是空无一人——大概那个阿伯已经跑回家了，又或者是在我看不到的角落休息吧，不过不重要。重要的是——这湖还挺美的。

我重新环顾了一下这个公园，好像确实没什么人，很安静，很美好。我家就在这个公园对面，但我从来没这么安静地欣赏过它。就 15 分钟前，我的看法还是：工作日，也就像我这样的无业游民会来逛公园了。

难道跑了一下步，心情就好了？

我看着水面上自己的倒影，擦了擦汗，笑了笑，决意不再做这么傻的举动，运动 971 米，笑死人了。

但当时的我不知道：

这是我两个月以来，第一次由衷地笑。

从那天起，我就开始每天运动。家人们很开心，以为我是为了减肥。事实上我什么都不为，就为了自己。我每天只比前一天，多跑 500 米。有时候下雨，我就在房间里做做运动，目标也很简单：出汗就行了。

对，出汗就行了。跑不动步的时候，我就晒晒太阳，每天 15 分钟，晒完正面晒背面，如果再抹上点孜然粉，估计就是烧烤了。

这样坚持了一个多月，虽然不像"鸡汤"说的一样，运动完就好了，但这次运动，给我带来的影响是深远的。

因为在运动的时候，哪怕持续时间是 10 分钟，哪怕每分钟只跑了 100 米，我都没有在想抑郁这件事情。它就像一双翅膀，让我飞离了目前的困境，也让我意识到：这种所谓的绝望和困境，也许只需要 100 米，就能打破。哪怕只是一秒钟。

我知道，你不一定爱看书，可能也没有精力去看。但总有某些时刻，你想找点事儿做（睡觉、吃饭、吃药以外的），那看书是挺好的选择。

这里有一个大前提，就是你觉得看书是一件让人放松的事，如果不是，那么你一个字都别看！（包括本书，哈哈！）

如果你某一天醒来，想做些事又不知道该做什么的话，可以看书。它能让人感觉有事儿做，同时不需要具体的目标，有心情就抄些句子，没心情就枕着书睡，怎么做都比一直睡在床上的感受好些。

下面是我抑郁时读的部分书，未必跟你的喜好一样，但可以参考的标准是这样的：只要不给自己增添压力，能让自己得到安慰和放松，都是可以的。

《焦虑星球笔记》马特·海格

焦虑症患者，必看。

《活下去的理由》马特·海格

一本无论是谁问我,我都会推荐的书。他的文字能够给人支撑和疗愈。更重要的是,这些文字可以让人升起对自己的信心,降低那些评判的声音。幸运的是,这本书拯救了当时的我。

《渡过》(两册)张进

我确诊后看的第一套书,如果你刚开始接受药物／住院治疗,可以看看它。作者是个很好的人,后来也在平台上刊登过我的康复故事。我只想说:他的存在,证明了人即使得过抑郁症,也可以活下来,还可以活得更精彩,更有力量。

《也许你该找个人聊聊》洛莉·戈特利布

知道心理咨询师也会抑郁,也需要找别的咨询师帮助,这让人感觉好多了。看完你会对心理咨询有另一种温暖、日常的理解,跟你累了想吃顿好夜宵是一样的,这是一种所有人都值得被尊重的需求。

《我与地坛》史铁生

小学语文里的课文,抑郁的时候再读,感觉会很不一样。翻开书页,仿佛他正坐在轮椅上,陪你坐在北海公园里。

《伯恩斯新情绪疗法》戴维·伯恩斯

有点精力的时候，如果你想找些好起来的办法，可以读这本书。虽然它非常厚，像 20 世纪 90 年代的电话黄页。但只要你读完前言，就能感受到自己被接纳和理解了。本书所代表的认知行为疗法，已经成为当前主流的心理疗法之一。

《我心里有个小小人》虫虫

一本小绘本，躁郁症患者画的，风格是黑色的，看完却觉得温暖。

《蓝色小药丸》弗雷德里克·佩特斯

也是绘本。

《蛤蟆先生去看心理医生》罗伯特·戴博德

如果你想了解心理咨询，以及理想效果的心理咨询是什么样子，直接买它来看吧，这是一本字数不多，谁都可以看完的书。

除了这些，我还看过其他不少书。不过当时经常犯困，所以也不记得看过多少了。但你要记得：我推荐这些书，是为了让大家看完感觉好些，至少不会感觉更糟糕。

要是你不想看，去跑步、看纪录片、晒太阳、捏塑料袋……转移注意力的事情实在太多，而我们都抑郁了，就更没必要强迫自己去做什么事儿了，对吧？

不过书倒是有一个超出内容本身的作用，那就是：无论我们正处于什么阶段，服药与否，咨询与否，家人支持与否，文化水平如何，成功与否，这些书都在告诉我们，不只有我们正在经受这苦难。在这条名为"抑郁"的河上，有人已经上岸，还有人在河中挣扎。我们会时常责怪命运的不公，感叹自己的不幸。然而，也永远有人从远处回到岸边，给河中间的人递救生圈、绳子，即使只是一句鼓励的话。

虽然他们不能代替你游过去，但只要你看到他们的存在，你就会感受得到：过了这条河，他们拥有了和之前截然不同的人生，虽然称不上绝对的成功，但已经焕然一新——抑郁没有毁掉他们，而是让他们重新学会自己应该如何活着。

这个时候你会真切地相信：

事情会好起来的，只是未必都如你所愿。

相信自己，你会坚持下去的。

虽然推荐了很多书，但对很多人来说，翻书是一件相当困难的事情。对当时的我来说，甚至打开一部剧都很困难，原因是我没有脑子去看懂那些好剧。没抑郁前我都不知道，原来刷剧是需要动脑子的。

这是一个内容过载的时代（包括我写的这本书），书也好，剧也好，能看进去已经是幸运，要是喜欢那就更是奇迹。但如果是歌曲的话，点开来听一段，喜不喜欢投入都很低，更不会损失什么。

下面这些都是我抑郁期间常听的歌，有些是能让我安心点入睡的，有些是我难得去户外时听的，有些是我难得心情好的时候听的，也分享给你：

许巍

《蓝莲花》《曾经的你》《执着》《此时此刻》《空谷幽兰》《无尽光芒》《我的爱》。许巍也一度抑郁过，仿佛是找到了同类，听着他的歌时连失眠都不觉得害怕了。

朴树

《空帆船》《清白之年》。

丢火车乐队

《晚安》。

《至暗时刻》主题曲

We Shall Fight.

《国王的演讲》主题曲

Beethoven：Speaking Unto Nations.

《盗梦空间》主题曲

Mind Heist.

《蝙蝠侠》系列电影插曲

Why Do We Fall？ / Rise / Main theme.

《守望者》电影插曲

The Sound of Silence.

如果我们都曾经，或正在遭受抑郁的侵袭，那就意味着即便我们有着不同的样貌、经历与爱好，我们正在共享着同一种情绪。无论是歌、书籍还是电影，我相信以上的这些清单，会给你留一扇窗。你不一定每扇都打开，但如果你觉得到了走投无路的时刻，那就可以随机选择一扇，打开它，进入它。

然后，你会看到一些新的世界，也许它只占你绝望生活的0.01%，但会越来越多的。最终，绝望会被崭新的世界消弥，你也会活得越发轻松自在。

去书店、菜市场和老人院

必须说明：本篇没有任何的科学理论依据，纯粹是我个人的经历感受。书店、菜市场和老人院，这是 3 个我觉得很神奇的地方。它们确实缓解了我的躁郁症状。

先说书店。

很多人觉得，爱看书的人才会去书店。爱看书的人又觉得，很多去书店打盹的、喝咖啡的、摸猫的、发朋友圈的人，都不是爱看书的人。这两拨人互相看不起。乔治·奥威尔曾在书里写道：来书店的都是些在其他地方找不到机会的 Loser。我倒觉得这句话属于自嘲，毕竟作家最常去的就是书店，如果能蹭一整天免费的热柠檬水，那就更好了。

我确实很爱看书，从小我妈唯一不限制我消费的就是书。但抑郁的时候啊，尤其是刚开始吃药的那段时间，我整天觉得困，连几行字都看不下去。这个时候，书是让我觉得自己"还在干点正事"的东西。为了给自己提精神，我甚至会去看那些从前绝不会翻开的网红书（没有诋毁"网红"一词的意思，纯粹是它们与我的阅读习惯不符），认真地看那些带着惊叹号和狗血剧情的段落。

但除去找事儿做以外，书店对我还真有更多的意义。有位作家曾经说过："想在一座陌生的城市沉沉浮浮，首先得找到一家安心的书店，作为颠簸中的起点。"我也是这样想的，所以在离我家 40 分钟车程的地方，找到了一家位于老城区的书店。

那是一家位于社区的老店，老板盘下了老居民楼的一楼。这里有花、有树、有书、有咖啡，也有更多的烟火气。对面是市区的小公园，有常年每天一坐不动的老人家，那里除了安静没什么特别的。书店这么多年开下来也不完全是网红打卡点，附近的老伯会去那里看报纸，小朋友放了学在那里写作业，顺便逗逗猫。说到猫，那里的猫毫无"客人至上"的意识，最擅长的就是找到一个无人打扰的地方，安静地盘成一团，活脱脱一个退休的老汉模样。

对，就是一家看着像"退休"的书店，给了我极大的满足感和安全感。每天早上，我吃过药就背着包过来，有时候带着电脑去玩游戏，有时候则想写点东西，有时候，只是过来发发呆，趴趴桌子。

店里的员工都认识我：因为我总是第一个来，差不多是最后一个走；我基本不点外卖，一天只吃得下一顿饭，店里的面包和咖啡就够我吃喝了（反正也没什么胃口）；有时候什么书都拿来翻一翻，有时候只是趴桌子上睡一觉，起来再发会儿呆。

但他们从来不问我为什么，不问我为什么工作日也雷打不动地出现，不问我为什么每天都第一个来最后一个走，是不是因为不知道去哪，也不问我奇奇怪怪的问题……对我来说，这已经是确诊以来得到的最大的尊重了。

就这样，我在那里待了半年多。这半年里我疯狂地看了很多心理健康类的书籍，但记忆都迷糊了，只是为了消磨时间，为看而看。唯一记得的，是兼职收银的那个退休阿姨，她每次见到我，都会跟我说：我们明天再见。

我从来没跟她说过什么话，也许是不需要吧。但她的存在给了我极大的安慰。书店，就是这么一个安全又包容的地方。

然后是菜市场。

菜市场能治抑郁，这话好像是哪个名人说的，不记得了。反正是我在某本书上看到的，想想去菜市场也没啥成本，就去做了。

当时的我还不会做饭，也没有条件去学。作为现代的年轻人，三顿外卖基本成为常态，更别说日夜颠倒的新媒体编辑了。一个从来不做饭的人去逛菜市场，看起来是精神失常的行为。但是，既然我已经确诊抑郁了，失不失常嘛……也无所谓了。

有一说一，菜市场确实是个活力满满的地方：无论是顾客还是老板，大家都在用自己的家乡话问候彼此。外地人听不懂，还以为他们在吵架。听得懂了，无非就是"你吃了没""我吃了没""上次买的那个菜不好吃""今天什么菜比较好"这种家常的问题。但他们往往就在这种对话中，想好了今天要买什么，然后就开始挑选，压价，呼喊……一遍遍循环，末了还不忘说一句：不好吃回来找你啊！这一轮作罢，下一轮继续。

这里还能看到各种各样的"中式智慧"：跟老人家去菜市场，她会迅速向你指出：哪一档的菜是最好的，哪一档的肉是最好的，哪一档会骗点称但是种类多些，哪一档的东西便宜但是不那么好吃……虽然每一档都有自己的老顾客，但是他们偶尔也互相换着光顾，这样下来，去每一家都可以说自己是熟客，即便没有折扣，也可以多抓几把葱走。

当然大概率便宜不了几个钱，但是大家都乐在其中。节日一年难得过几次，但市场，是每天都上演一场的热闹。

对我来说，旁观奶奶跟别人买菜唠嗑，是治愈的；摸着那些番茄、青瓜、黄瓜和菜心，也是治愈的（只要你最后真的买，就可以随便摸）。这种鲜活和热闹的体验，超市是绝对没有的。

去趟市场，不是真的要买些什么，而是去感受和很多人在一块的感觉。你们不必互相认识，却可以热烈地交谈，这既让人觉得亲切，也让人觉得安全。所以，休养期间，我去得蛮多。当然，后来我发现了做饭的乐趣，去得就更多了。这大概是菜市场给我埋的铺垫：生活中有贵价的菜，也有打折的菜，就看你想怎么去过。但无论选择的是贵价的还是便宜的，讲不讲价，日子还是过得下去的。

最后说说老人院。

在家休养的时候，除了吃饭、吃药就是睡觉，状态是稳定下来了，但十分无聊。再好的兄弟也是要工作的，不可能每天陪着我打桌球或侃大山解闷。所以，我就开始自己找活儿干。

后来，我接了个大学同学发来的活计：给在老人院养老的退休老人整理他们的生平故事，形成比较完整的传记。工作内容比较枯燥，就是把之前采访的录音整理一下，起个标题排排版就行。报酬也"少得可怜"，但我已经相当感激了——这几乎是当时我唯一能获得价值感的事情了。

一个人越是认为自己有价值，他的价值感就越强。所谓价值感就是每个人精神上的银行账户，而对于抑郁症患者来说，他们的"价值感账户"已经负债了，因此，生活的每一关都显得尤其困难。这个时候，如果他们能做到一些让自己感觉良好的事情，相信我，他们会尽全力去做的。

活接下来以后，我一个月整理4篇稿子，强度上可以接受。更关键的是，我喜欢老人家，更喜欢聊天（后来发现我也喜欢小孩子，所以，可能我只对同龄人过敏，哈哈哈）。

令我意外的是，我开始喜欢上了这份兼职。每个经我手的老人家的人生都出奇精彩（歌唱家，革命家，艺术家……），当然，也都出奇坎坷。可一辈子，就浓缩在了面前的这几个小时的录音内容，几千个字里。

作为曾经的新媒体编辑，我审过许多篇稿子，起过无数的标题，在一篇篇文章里高谈阔论过数不清的观点。它们之中的大部分都已经被我遗忘。对我来说，整理这些文字，已经称不上是兴趣爱好，而是一份工作。但当时，我似乎重新拣回认真，每一个段落和句子，包括标题，都注入了我对这些老人的爱和心血。

当时的我并不清楚，自己已经踏上了疗愈的路。所谓疗愈，并不一定是正儿八经地坐在医生面前，也不一定是强行灌一碗鸡汤，勉强看到生活好的一面。它很可能，是在一个普通的午后，看到了数十个老人人生起起伏伏、酸甜苦辣的故事，然后明白了：无论遭遇了多大的苦难和困顿，只要生发出去做一点事的心，只要坚强活下去，事情都会好起来的。

这就是我和书店、菜市场和老人院的故事。在这 3 个地方，我都逐步感受到了亲切和安全，我可以选择遇到一些人，跟他们敞开心扉；也可以自己一个人待着，和他们擦肩而过；也可以什么都不干，哪怕只是看着他们走来走去，心情就会好起来。至于个中原理是什么，我并不是十分清楚。不过，如果你也有这样的角落，那会对你的疗愈康复十分有帮助。如果没有，你也可以去我推荐的地方试一试。

这也许是这个世界给我们留下的一道缝隙。难受的时候，就把自己埋进去，让这个世界从我们身上流过。它会带走一些东西——那些我们想不通的，留下的是荡涤过后的柔软和平静，你的心情就会一点点地好起来。

心理咨询师问我：

"什么时候，你感到自己充满力量？"

我停顿了好一会儿，说道：

"帮助别人的时候。"

说出这个回答的时候，我并不是刻意地拔高自己。心理学上有个名词，叫"利他主义"，大概意思是有些人可以通过帮助他人，来汲取生活的意义和力量。这也是一种逐利行为，只不过这里的"利"不是钱，而是他人的赞许和支持。

回想了一下，我在生活中感到快乐的时刻，往往是帮助他人的时候：

大学的时候为球队扑出点球；

为刚拆分的社团"救火"；

读研的时候去探访孤寡老人；

休养的时候去给退休老人写传记；

……

这些看起来都是鸡毛蒜皮的小事，但对我来说，它们鼓励了我相当长的时间，就像我破旧箱子里的勋章，什么时候感到挫败了就拿出来看一看（电脑里甚至还有一个叫"别人夸我"的文件夹，这样的做法虽然看起来幼稚，但还是挺有用的，哈哈哈）。

那么，我现在还能帮别人做什么呢？

久久的沉默。

咨询师没有回答这个问题，只是安静地做了一会儿笔记。我们面对面看着对方，最后是她打破了这个沉默。

"一般情况下，我们会认为：一个人需要有能力，才能去帮助别人。但就我们刚刚的对话来看，你是一个在帮助别人的过程当中激发能力的人。那么，也许你可以回顾一下，过去你是如何帮助别人的，又是如何在其中汲取力量的。我知道你是一个善于思考的人，这对你来说不难。我们下次再见。"

她还是这样，只给我一个思考的方向，绝不说具体的行为建议（后来我才知道这是咨询技术的一种，但当时我并不在乎，谁给了我答案，我就去试试）。

回家的路上，我一直在思考：现在的我，还有什么能力去帮人呢？无意中看到网上的一个病友，向我发来了感谢。因为我诉说的痛苦经历，他感觉到自己并不孤单，不再是一个人面对这个病。

向他人分享痛苦，居然还有这个效果？

我的脑海里，顿时冒出了一个想法：

向朋友圈公开我的抑郁状况。

让更多的人知道，痛苦是可以被看见、被分享、被疏导的。

且慢！这个想法实在是太过冒险。我相信，如果您是心理健康领域的从业人员，无论学习的是什么流派，都会反对我的这个做法。事实上，如果是现在的我，也会反对自己当初的这个选择。

一个抑郁症患者，贸然选择公开自己的状况，就相当于将自己的承受能力暴露在世界面前。我无法控制他人对待这种公开的态度，如果我遭受更多非议和打击，后果不堪设想。

可是，我也能隐约地感受到：在我身上发生的抑郁，已经不只是我一个人的遭遇。在日常生活中，在朋友圈，多的是沉默的患者们。他们选择安静地忍耐，只是因为这是"最安全"的方法。但忍耐总有一天会到头的，当忍不下去的时候，人们会做出过激的选择——放弃生命。

这个时候，社会往往就会出现这样的声音：

"他们怎么这么想不开呢？"

"早点说不就好了吗？"

我看不见那些隐忍的脸，但是我能感受到（这无法解释，可能是我与生俱来的敏感吧），这些选择隐忍的无奈，同样让我感到无比痛苦。

既然大家都不被允许说，那就让我来说吧。既然前路不通，后路不通，那就让我把这种隐忍的路炸开吧。这并不是什么舍己为人的做法，我也是为了自己赌一把。

现在看起来，这种选择十分幼稚，却是我当时唯一能做的。如果我公开自己的困难，能够收获绝大多数人的理解，那么其他人的苦难，也许就不必隐忍了。

我写了一条朋友圈，原以为会像我平时写东西一样煽情，或者是安插一些道理、金句什么的，但我越写就越感到平和：我写这些天经历的过程；我写确诊的那一天的情况；我写自己和父母的争执，以及我面对的情绪状况；然后我写自己需要的帮助（这一部分最难写，对我这种人来说求助真的很难），需要大家的远程理解和支持，必要的时候可以带我出去逛逛，但不要试着去说服我好起来，也不要说服我放下，这是我的要求。

然后犹豫了一下，没有选择分组，发了出去，就吃药睡觉，把手机丢掉。

第二天，收到了100多条信息。

少有来自亲戚朋友的，他们应该都从我父母那里得知这个消息了，我给父母留下的"官方解释"——我正专心留在家里创作，这是一种正常的状态。反正他们暂时无法理解什么是抑郁，能接受这个答案也不错，我也暂时没力气解释，就这样吧。

有意思的是，很多人在点赞之后，会向我倾诉自己同样面临的苦难。这看起来有点黑色幽默：一个抑郁中的患者充当起了他朋友们的"树洞"，聆听他们的倾诉。但我对此感到相当快乐，这正是我的目的：隐忍不是苦难的唯一选择，当我公开自己的状况，相当于同病相怜的他们也得到了一定程度的疏解。

但我知道，自己是一个很幸运的人。

身边的这些人，无论是亲戚也好，朋友也好，熟人也好，即便他们不理解我的状况（也许还相当无语），也依然尽可能地支持我的选择，希望我能尽快好起来。即便他们不是什么心理咨询师，也依然在用自己的方法帮助我康复。

是他们让我明白：日后无论我要面临哪些挑战和困难，我都不会孤单前行。

致未来的我：

我最近感觉挺好的，至少越来越好了。

不知道是不是躁郁带来的又一次"起伏"，但我的状态确实越来越好了。吃药 3 个月了，传说中的强烈副作用也不再存在，就是脸发肿了点。不过，可以开始趁机多喝我最爱喝的"港奶"了，哈哈哈。只要是能让我开心的事情，家人都不敢唠叨我了，这也算是个额外的福利吧。

我开始走出家门了，甚至开始主动跟别人讲自己抑郁的事情，尽管大部分时候，我还得听他们诉他们自己的苦——一个抑郁病人负责起开导正常人的事情，这可真是太逗了，哥们儿。但人们喜欢这样，他们似乎觉得让一个处境比自己更糟糕的人听自己讲话，就能让自己显得没那么糟糕。也就是说他们要的从来就不是答案或者是疗愈，而是对比。只要看到还有人更糟糕，自己的糟糕就没那么糟糕了。

虽然如此，但我还是感受到了久违的快乐。记得研究生的时候看过一段笔记：有些人需要别人赋予自己生活的意义，而有些人想要成为他人的生活意义。我想，我应该是后一种，无论处于何种境地，被需要总是一件值得快乐的事情。

奇怪的是，他们会在言语间羡慕我："要是我也抑郁就好了。"一开始我以为他们是在开玩笑，后来发现，他们的生活没有允许失败和低落的空间，一刻也不行，很多人都在期待他们，都在要求他们赶快好起来。他们只能继续前进，无法停歇。所以，他们羡慕起了躺在地上的我。

这不禁让我有点害怕。如果有一天我康复了，回归正常的生活，是不是也会像他们一样，被卷入生活的旋涡里，再也没有了低落和难过的自由呢？如果是，那这样的正常生活又有什么意义呢？如果我康复了，过一些年，又被挫折打回到地上，那样的落差，我还能挺得住吗？

你啊，未来的我，如果你在那个世界已经康复的话，希望你可以回答我。毕竟，这样的担心咱们应该心有灵犀。

在吗？

逐渐好起来的阿杰

2018.12

年轻版阿杰：

你好，在的。我最近过得不太好。

今年过年，我选择回女朋友家里过年。我的想法是：作为异地情侣，既然去年在自己家过年，今年就该回她家过年，这很合理，但妈妈对此很不满。直到最近，我们终于找了个由头，开始了漫长的争吵。内容十分无聊：我抱怨妈妈不尊重我的生活方式，我妈抱怨我不按照他们安排好的方式生活。令人难受的是：我们都清楚，彼此都不是什么坏人，却只能以爱的名义，相互折磨，看不到尽头。

意外吗？抑郁休养的时候，选择支持我，理解我，从门缝底下塞进来《渡过》的他们，和现在随便找个由头吵架，只为了表达"无论出于任何理由，我都不想你离开我"的他们，是同一对父母。

他们能够理解我的低迷，却不能理解我离开家的决定——哪怕我终究要离开家，成立一个自己的家。当下，这却是令他们感到害怕的，恐惧的，无法实现的。

看起来抑郁好了，生活还是那么糟糕嘛。

虽然我讲得很糟糕，但依然比原来要更好。我就是以后的你，所以等那一天到来的时候，你会明白我的意思的。

当你处在抑郁状态的时候，也许不会跟任何人吵架，但同样不会感到任何快乐。我们都明白：那是一种相当空虚的状态，如果把自己比作一条河流，那就是一条干涸的河流，没有洪水，也不会泛滥，但同时，也没有生命力可言了。

而当你走出这种状态，回到正常生活当中时，你会进入一种新的状态：抑郁让你坠入了一个深渊，但是抑郁的康复又会让你走上一条崭新的道路，一条与众不同的道路。还是把自己比作一条河流的话，你会告别漫无目的的大水漫灌，会选择一条和之前完全不同的河道。你会确立新的人生志向，它会让你兴奋起来，而原来消失的生命力，会加倍地爆发出来。

在这个过程中，那些曾经支持你走出深渊的力量，也许会变成阻碍你继续前进的力量。他们也许是父母，也许是伴侣，也许是出生入死的朋友，也许是从小并肩的发小，等等，他们难以接受你生命形态的改变，并企图将你拉回到原来的起点，那个他们记忆中熟悉的你——因为，这会让所有人感到安全。

是的，你变了。我们总是期待事情只会变好，但这是违反宇宙基本规律的。真正的规律是：事情总在发生改变，并且，改变的结果永远不会随着我们的期待而转移。所以，当你走在了改变的路上，一定会迎来无数的期望，以及无数的失望。

与抑郁康复相比，这同样是一条艰难的路。不同的是，你将会意识到：这种改变一旦开始，就不会停下来。你会面临冲击，也许是来自最熟悉的人，但是你心里明白：这都是你必须以及自愿付出的代价。

因为，这种改变不是源于你内心的固执、恐惧，而是你生命的真实改变——它将指引你，按照自己的希望度过这一生。

你依然会害怕，依然会迷茫，依然会在很多时刻难过，难以向前，但你已经跟从前不一样了。

属于你的人生，终于开始了。
它很难，但它是你自己选的。

康复版阿杰

2022.03

CHAPTER 4

渡过自己的海底

试着就地躺下

患上躁郁症是什么体验？

这个问题我想答一答。

感觉就像每天的每时每刻，你的心情都在坐过山车。有些时刻，你感觉自己是天下最废的垃圾，脑袋里塞满了你能想到的、所有针对自己的苛责词汇。你会躲进被窝里，你会寸步难行，同时对周边的任何人过敏，他们讲的每一句话，每一个眼神，都像是在评判你的一举一动（插一句，这可不是大脑能控制的，你的想象力在那一刻无比敏锐，让评判的画面变得无比真实）。你不愿意说话，但如果有个话筒伸向你的心，它会发出这样的大吼：别再靠近我了，人类！

这就是抑郁的时候。但还有一些时刻，你会有完全相反的体会：你会忽然认为，自己是世界上最幸福、最有能力、最强大的天才。几乎是在一天之内（甚至更短），你从"社恐患者"瞬间光速进入"社牛达人"领域，十分主动地和他人交往。与此同时，你几乎不用睡觉，夜以继日地规划自己人生的蓝图。你爱看书，所以你想建一个书店，选址看好了，市场看好了，加上自己这个"天才"，万事俱备，就差天使投资 300 万了……

这就是所谓的"躁狂"，这名字听着很吓人，但对我来说，就是超级自信，超级有活力，甚至有康复的错觉。（有些朋友会觉得难以专注，这是很正常的，因为这个时候，人的注意力发散到了全世界，是不可能停下来的。）

但事实上，这种短暂的兴奋，就像是一辆被千斤顶顶起来的车，油门踩到 100 码，但 1 米都开不了，只是空转。直到油箱里的油耗尽，这辆车就再次停下——我又回到被窝里去了。

这种大起大落的情绪，我一天之内得经历好多次，非常辛苦。时间久了，程度越来越严重，已经不是坐过山车了，是坐跳楼机了。

在数不清多少次的反复发作后，我又一次惊恐地躲进了被窝里。说真的，即便前面写了这么多希望的瞬间，那么多有用的办法，但面对这样的起起落落，我依然感到深深的绝望。再这样变动下去，我认为只有两个结果：一个是我的心会爆炸，另一个是我会死（不是那种肉体上的死，那个阶段已经过了，而是活生生地累死），就像电脑里的系统崩盘，全盘格式化。

我会变成一个白痴，终身只能靠着药物活着吗？

带着这样的想法，我从被窝里滚到了地板上。夜已经很深了，我咬紧牙关、捂住嘴巴，不让哭泣的声音溢到门外，不想让家里人听到。

我的身体在不断下陷，掉进一个深渊里，这并不是什么想象的梦境，它非常、非常、非常真实。我明明是醒着的，却吓得闭起了眼睛，疯狂地想要抓住点什么，但抓到的却都是虚空。

我还是在往下掉，看起来快到底了。终于，我放弃了挣扎，两脚一伸：算了，这破人生也没什么大不了的，就这样结束也挺好。

不知道过了多久，居然，到底了！

我重重地摔到"地板"上，很痛。转眼间，我发现自己还在床下。那痛感的来源，是因为我奋力挣扎的时候，手和脚用力地敲到了地板，非常疼。

我居然"安全"了，刚刚手脚那一下挣扎，虽然很疼，但是我感觉到：我所躺着的地板，刚刚也以同样大的力量，把我支撑了起来，就像一张巨大的安全网——我居然"降落"了。

看到这里，正常人可能会觉得相当好笑。但说实话，这场虚拟的降落对我而言是相当大的支持：原来我所想象的深渊，是有底的，而且这个底，就在我的床边。只要我躺在上面，我就不会无边地坠落。

原来不会一直摔下去，就地躺下，地就能接住我。

后来，我买了一张瑜伽垫。每当坚持不下去的时候，我就往上面一躺。抑郁也好，躁狂也好，心绪犹如过山车也好，再怎么难受我都会努力躺在上面，感受自己的下陷，同时感受大地透过瑜伽垫对我的支撑。

10 分钟，有时候则是 5 分钟，更短的时候，可能就 1 分钟，那股黑暗的力量就会过去，而我躺在原地，除了满头大汗以外，并没有发生什么质的变化。

从那以后我就意识到：无论来的是什么感受，它终究只是一种感受，它可以占领我的全部脑袋，却无法在实体上伤到我一分。

只要我躺下，我就有一个安全角落，我就有一座精神城堡，哪怕它看起来那么可笑，什么抑郁、躁郁，都动不了我的一根汗毛。它可以占领我，它可以笼罩我，它可以让我非常害怕。

但它不是我。

黑暗就是黑暗，我还是我。

让头浮出水面

经历过的人一定明白，这是一种多么矛盾的感受：

像一个在水中挣扎的人，使尽全身的力量，依然难以浮上水面，只好吸一口气，呛一口水，同时担心着到了没力气的时候，自己就会正式沉没。

但是，很不想活的人心底其实也蕴藏着生的力量，这就是常说的希望。它是所有疗愈和康复的本质基础。我有一个很笨的观点，就是一个人要是升起了希望，什么样的方法都会奏效，反之……方法就只是方法而已。

虽然不是每个人都经历过抑郁症，但心理上的绝望感，大家并不陌生。对于我，那就是一种对自己、对生命、对未来的根本的茫然。

就像当年留学的某天下午，我在香港的尖东地铁站下车，要走过一条长长的隧道。到了十字路口，我忽然发现：身边的每个人都行色匆匆，目光坚定，好像都知道自己该往哪里走，都在努力地加快脚步，超过一个又一个身旁的人——似乎，我是唯一一个不知道自己该往哪儿走的人。

往回看，我的人生似乎顺风顺水。初中经历过校园暴力，但也没跳楼。高中遇到了一群好兄弟。高考没考到自己喜欢的传媒专业，但是大学生活也过得很充实。研究生终于圆梦，家里也很支持，在香港就读还有亲戚照顾……无论是从哪个角度来看，我都没有迷茫和低落的理由。

真的是这样吗？

圆了传媒梦想是挺好的，但是梦想有多高，落差就有多大。来到这里才发现，传媒是一个需要主动跟社会的人打交道，主动接触精英阶层人士的专业，而这些都让我十分反感和疲惫。对此，我的公关课老师还说："你可能是个做研究拿成绩的好学生，但确实不适合这一行。"我很感激她的直率。但是知道不适合没有用，人还是想要努力改变现状，让这个不适合变得适合起来。

其间，我爷爷急病去世。我见证了所谓现代医疗的局限性：我每周往返于香港和内地，聆听着医生一次又一次的好消息、坏消息，也体会着人生的无常和无力。爷爷一生正直、善良、恳切，却只能孤身一人带着病痛在深夜的ICU中去世。而我匆忙回到爷爷身边，完成殡葬的传统程序后就得赶回学校，完成媒体课的考试。我甚至没有获得一个正式和他告别、面对他离去这件事的机会。强压着悲伤直到第一次崩溃，决定去接受学校的义务心理咨询，还是在瞒着家人的情况下去的。

所以，在看似没有大波澜的生活中，也翻腾着无数细碎泡泡。

只是在潜意识中，我认为自己已经很幸福了。所以，我不能允许有"不顺利"的想法，我不配有这个想法。

但是，对学业前途的迷茫，对至亲离去的悲伤，会让这个想法日复一日地出现在脑海中。而当我日复一日地压制这个想法时，我感到十分疲倦。我知道，不是只有我经历过这些，如果这里允许留言，相信很多人会写下比我更为艰难、更为绝望的经历。

但将彼此的痛苦拿来作对比毫无意义，重点是：从来没人教过我们该如何面对这些痛苦。学校里没有这一课，大家都默认长大了就好了。但当我真正长大以后，看到的更多是沉默的同龄人，以及一个不言自明的共识：应该压抑这些痛苦，假装它们从不存在，我们才能回到正常的生活中去。

因为大家都是这样的。

因为不止你一个人痛苦。

因为抱怨解决不了问题。

因为展现脆弱使人恐惧。

这些句子可能都对。但起码那一刻我很清楚：

我做不到。

我曾经试图转移这些痛苦，比如说回到自己熟悉的家、熟悉的企业工作，比如说每天故意地加班，但是最终，这些痛苦还是压垮了我——从另一个角度讲，抑郁也是身体对我的保护，最起码，我能够正视自己所面临的痛苦了。

那么，希望在哪里呢？

答案又是什么呢？

也许有某些瞬间，生活会让人升起一点期待，比如遇到善解人意且专业的医生；看到让人心情好的美女或帅哥；家人忽然不催婚并且拉你去散步，正好那天阳光还很不错……但是，比较困难的地方在于：我们最需要相信希望的时候，往往是我们走投无路的时候。也就是说，这种相信大部分来源于想象。一个正在溺水的人，却要分出一部分精力，想象自己已经成功上岸。这是语言难以逾越的困难。

我理解，真的。所以我才希望大家好起来的同时，也尊重大家有暂时不好起来的选择。

作为一个反复挣扎过的人，我唯一能传达的是：也许你会觉得面前一片黑暗，也许你会觉得脚下全是深渊，但目前的这些，都会过去的。

这里的"过去"，不是指以后都不再痛苦，也不是指会有人从天而降把你从痛苦中拯救出来。而是，你终究会适应这一切，这是生命的必经旅程。

这个过程会让你很痛苦，是的，我知道这一点，因为那些捅向你自己的"看不见的刀"，每一把我都曾经经受。但是，请看向你的手掌，把它伸向你的脖子，感受大动脉的流动，贴紧它，也许你会真正感受到：你的生命，时刻都在，也只能在你自己的手里。

终有一天，当你挣扎够了，你会发现：眼前的水中挣扎，其实只需要往下一蹬，你就能浮出水面，头也自然地浮了上来。

那就是一段旅程的结束。

那也是下一段旅程的开始。

我们是可以不放下的

一个抑郁患者，每天躺在床上的时候会想些什么？

50% 的时间，大概率是在自责中度过。比如说，当年我为什么要去那所学校，为什么被欺负了 3 年都不反抗，为什么去香港读研，为什么工作了两个月就抑郁……对呀，别人压力也大，别人也不想混日子，但他们怎么不抑郁，就我一个人抑郁……循环往复，停不下来。类似这样的追问是永远没有答案的，因为有答案就不会抑郁了。

另外 50% 的时间，则是在责怪别人。这也在所难免，因为人一出生就会有疑惑，有疑惑就总想得出个结论，如果结论不是自己，那就一定是别人。原生家庭也好，校园霸凌也好，历史创伤也好，在抑郁的困境下，每一个曾经对自己造成伤害的因素，都会在脑海里一遍遍地显现。对我造成伤害的人们已经远去，但他们的影子永远留在了原地，遮住了我的生活。

用网络语言来说，这就是一个人的"黑历史"。在人生顺遂的时候，这些黑历史无非就是茶余饭后的谈资。但如果人生步入低谷，它们就成了我们如今状况的"元凶"，永远无法摆脱。

对待这些并不光彩的过去，我们大概会选择两种极端的态度。第一种态度叫"过去了就好了"，认为生活总是会前进的，只要闭着眼、咬紧牙、埋着头、继续活下去就好了。第二种态度叫"一次受伤终身伤害"，认为生活的难关是源于当年的创伤，一旦经历了，就没办法再弥补。

根据我的经验和观察，长辈往往会选择第一种，因为"大家都是这么过来的"，遵循的是适者生存法则。只要能生存下来，什么样的伤害都可以先放一放。

带着这样的动力，他们为后代创造了衣食无忧的环境，让后代免于直接面对同样的压力，有能力去思考、学习与创造自己的人生，这其实是时代进步的体现。但同时，两代人的分歧，本质上是面对过去的分歧，比如说：

⦿　长辈：我是这样过来的，你要听。

　　我已经吃过过去的苦了，你别吃。

⦿　晚辈：我不是这样过来的，我不听。

　　我们的生活不一样，借鉴不了。

⦿　长辈：为什么不能听我的呢？

　　我是过来人，你为什么还要走一遍那条路呢？

◉ 晚辈：为什么我不能听自己的呢？

你走过的路，也适合我走吗？

必须澄清一下，我并不想让年轻人和长辈们成为对立的关系。只是这种面对过去的不同态度，在两代人之间尤其明显。

拿自己举例，当我鼓起勇气向父母坦言，在初中就读时遭受3年的校园暴力经历，是现在抑郁状况的源头时，他们的第一反应是：这不是都过去很久了嘛，为什么还要记着？当时我非常生气，后来才逐渐明白，这就是他们面对困境的态度。只要选择忘记，困境就不会给人带来伤害。但事实上，这种伤害依然会在我身上传递下去，只是在等待激发的时机。当我听从心理咨询师的建议，写信给母亲坦言她曾经对我童年造成的伤害时，她的回应则是：当初，我的母亲也是这样对待我的。

我写了这么多，其实最想说的是：

如果你正处于一个很低迷的阶段，你会想起一些记忆深处的人和事，并且认为：如今的低迷应该由他们来负责，是他们一手造成了你目前的困境。

这是很正常的，甚至是合理的。当你把这些控诉说出来的时候，也一定会有人劝你放下，劝你继续前行——不要怪他们冷血，因为他们当初也是这样过来的。

我想让你知道：你是可以选择不原谅，不放下的。没有一个人能切身体会到你遭受的苦难，更难以体会到它对你的持续伤害，哪怕说起来非常可笑，这些伤害只是来自当年的校园暴力，又或者是童年的一次创伤。无论身边的人是否理解你的局面，明白你的选择，决定如何对待这些伤害的，依然是你自己。

但同时，我也希望你相信：你可能永远无法被彻底地理解，但不代表问题不能被彻底地解决。无论是童年阴影还是曾经遭受的伤害，它们都是可以被治愈的。也许你会像我一样幸运，碰到一个足够善良、专业、让人升起安全感的医生，通过共情能力和强大的心理技巧，帮你把那些陈年旧伤治好。

我的朋友：

我们可以选择不放下，不原谅，这是我们的自由。

但终有一天，走过的路、遇到的人、经历过的事情，会帮助我们会获得放下和原谅的力量。

那天一定会到来。

我们是可以害怕的

无论是抑郁确诊前还是确诊后，我经常会感到害怕。

我害怕的事情如下：

被家人、爱人、伙伴等重要的人抛弃，

被任何人质疑抑郁是不是真的存在；

需要证明自己真的病了而不是装病逃避生活压力；

又一天醒来，发现自己毫无价值可言；

就这样一辈子抑郁下去永远好不起来；

抑郁好了之后可能会复发；

找不到工作；

不会有人爱我；

要一直向家人借钱买药做检查；

看不到这种日子的尽头在哪；

天气好的的时候，会被人建议心情要好一点；

天气不好的时候，会崩溃得停不下来；

任何人小心翼翼地问我什么时候会好（因为我自己也想知道）；

在朋友圈看到任何同龄人的好消息，但看到病友的坏消息；

心情忽然好起来（因为一时好一时坏带来的落差感比一直坏还要令人难受）。

……

即便是康复许久以后，这个恐惧清单依旧存在。它就像影子，一直跟随着我。在阳光普照时，它躲在身后保持沉默。在风雨交加时，它猛地跳出来踩你一脚，然后提醒你：

你还没有想象的那么快乐，你不值得这样活着，你还有很多很多很多的问题没有解决。所以，你还是回去吧。

那怎么办呢？你会尝试很多的方法，但最后你会接受这样的事实：

不要想着把问题都一次性解决。因为问题总是无穷无尽，而人的生命是有限的，我们必须接受这些问题跟我们终生同行。允许害怕继续存在，就像允许自己的影子继续存在一样。它就是我们的另一面，永远也无法消失。但当它到来的时候，请深深地吸进一口气，再呼出去。

它会消失的，就像往常一样。没有事物能永恒保持，开心是那样，害怕也是一样的。

带着抑郁去毕业

还在家休养的我，要毕业了。

这得益于香港的研究生学制：7 月份考完试，11 月才正式毕业。所以，参加毕业典礼的时候，大部分同学已经工作一段时间了。这个典礼，也是大家最后一次回顾学生生活，顺便交流接下来的职业规划的好机会。

很显然，我完全不想去。在那个场合，我能交流些什么？有什么近况是值得炫耀的？（嗯……我仔细想了想，要不就说自己工作一个月就因抑郁休养在家，目前还在服用抗抑郁药，一天有 14 个小时都觉得很困？那应该挺酷的，毕竟没有人知道这话该怎么接。）

但没办法，我的爸妈希望我去，我的香港亲戚希望我去，香港的几位好同学也希望我去，更重要的是我的兄弟：

"老哥，你在家也待了不少日子了。出去转转，换口气吧。你总不能一辈子不出门吧。"

话都说到这份儿上了，还是去吧。

决定做好了，收拾行李是很简单的，最难的是收拾心情，尤其是面对一群想要你积极一点儿的亲人们，你知道他们希望你开心，最起码表面上是开心的。你知道哄他们不是你的义务（甚至，此时此刻你是最需要被哄的那个人），但是，你依然希望他们能因为你脸上的开心，心里少一些恐惧和担忧。

那是 2018 年冬天的香港，还没有疫情，还没有封关，还是一个可以早上出门中午到达的地方。我带着我的一家人，以及发小的一家人，坐着当时还没停运的跨境巴士，前往自己的硕士毕业典礼。和我一年前充满憧憬的心态不同，如今更多的是疲惫和焦虑。

以下的场景不止一次在梦中上演：

同学 A：Stephen，你来啦！（Stephen 是我的英文名。）

我：欸，Sophie，对啊。

同学 A：毕业快乐啊！我目前正在小黄鸟卫视（凤凰卫视）工作，这是我的名片。Stephen，你目前在哪高就啊？以后出人头地别忘了老同学啊！（我一向佩服某些同学的提问技巧，两句话就完成了自我介绍和商业互吹，以及提问对方的工作方向，评估彼此的业务交集。）

我：我目前在省人民医院高就，工作内容是每天思瑞康一片，碳酸锂两片，心理咨询一周一次……

同学 A：噢，你去医学界啦！

我：对，如果幸运的话，还会去住院界。

同学 A：研究什么？

我：被别人研究。

……

梦到这里我总是醒过来，然后喝口水，再复习一下准备多天的标准答案：这半年我主要在生活实践中积累创作灵感，努力投身文学界，努力成为一名诗人（绝没有侮辱诗人的意思，哈哈哈，确实是想不到好的理由了）。

然后沉沉睡去，每天如此。

跟大学的毕业典礼不同，研究生的毕业典礼更多是一种集体巡演——租一身毕业袍，你可以一个月内在学校各个地方随意拍照。毕业典礼只有一天，但如果你贵人事忙，也可以选择不来，证书可以邮寄到世界的每个角落。对于我们这种无业游民，穿上毕业袍也足够体面，最起码咱也是在礼堂里领证书的人。对花钱的父母来说，总能让他们感觉到值回票价——只有学生自己知道，拿完这张证书，要挣回票价可谓是长路漫漫。

坐在一年里从来没机会进来的礼堂，跟看似很熟其实已有半年没见的同学合影，我意外地感觉到得心应手。前面的章节说过，我在朋友圈公开了自己的抑郁状况，但是，似乎没有人向我提及这件事。不管他们是没看到，还是根本不关心，我都觉得非常放松——

我跟一些有名的老师合照。毕竟毕业的朋友圈只有同学,而我总有种不务正业的感觉。虽然我成绩不算太好,但他们给我的触动,确实是有的。其中有个新闻学的老师,是个绝对的大佬,曾经在我抑郁的朋友圈下点了个赞。他给其他同学的评价,都是"在××要努力啊",唯独是我,合影完他跟我用力地握了握手,直视着我,只说了3个字:

"要加油!"

时隔3年,我始终铭记这一种没有压力的鼓励。

校长和院长在台上讲话,我只听到了这么一段话:

"我们学校的背后,是狮子山。狮子山的左边代表'名',右边代表'利',我不会建议你们走向哪一边,但是我鼓励你们,寻找自己相信的方向,努力地走下去……"

嗯,说得挺好。

抱着毕业证书走出大厅,整个学院不过一百来人,一张大号的合照就已经全部囊括。走出镜头,大家都摘下了礼帽,瞬间讨论起中午去哪里吃饭,就像一年的学生生涯,也像每天的行程一样，结束得如此自然。

看着纸上那些烫金的字，我忍不住思考：这一年多以来，读书也好，抑郁也好，我到底为什么要经历这些？我又能带走些什么呢？就读书来说，一场场的考试带不走，成绩带不走，甚至是这些头衔、体面的东西也带不走（毕竟衣服明天就要还了，多一天体面就多一天价格）。就抑郁来说，每天吃药、心理咨询、给自己打鸡血，然后承受痛苦，又是为了啥呢？

想着想着，我就走到了校门口。香港浸会大学的校门不比内地的大学气派，甚至就只是一个小小的门，但是门上刻着校徽和校训。这是我读书期间最喜欢停留的地方，因为它蕴含着创校者对后来人的寄语——值得一提的是，虽然现代的香港青年喜欢讲英文，但是他们的学校校训，无一不体现着中华传统文化对青年的寄托（只是，不一定有人愿意继承而已）。

校训是：笃信力行。

再一次注视着这4个字，我忽然有点明白了：自己所经历的这些"体面"，所遭受的这些"痛苦"，原来是为了找到自己能笃定相信的东西。为了理想去留学也好，落差太大逃跑回来也好，工作没多久就抑郁也好……看似是完全不同的事件，但我始终在寻找，我的生命中到底有什么意义是值得相信的，是值得追寻的。

到这个时候，我终于遇到了自己面前的这个问题，它非常本质，但也非常简单：这一辈子，我到底要过怎么样的生活，要活成什么模样？我不在乎在哪个地方，在哪个行业，有多少收入，这些因素就像是一个个散落的数据点，它们随时都可以改变。最重要的是，我的"原点"（也就是我的人生意义）在哪，对我来说，没有这个原点，其他的都毫无意义，既让我觉得乏味，也让我觉得疲惫。

是的，我想已经隐约触碰到了自己深层的迷茫所在。

此时此刻我非常开心：

这就意味着我所遭受的一切并不白受，只要我找到了自己可以笃信的东西，找到生命的意义所在，所谓的抑郁和低谷就会过去。并且，那种根本的迷茫也会随时消逝，我……甚至会活出一个新的模样。

想到这里，我突然就自信起来了。从此，我渐渐地不需要什么体面的掩盖，这就是属于我的一次生命探索的旅程，不需要他人的理解，旅程亦不会停下。虽然它的口感是苦的，终点还看不到头，但只要是出发了，就一定会抵达的。

最后，我跟校徽照了张合影。在众多的照片当中，我从来没晒出过它，也不需要修图，但是，它在我的手机里静静地躺了很久，是对我而言相当重要的照片。或者说，它就是一个路标，提醒我这是一场马拉松，虽然很累，但是只有我一个选手，只要跑到终点，我就赢了。

笃信力行，我还看不清它的样子，但是我相信，它会到的。

坐跨境巴士回来的路上，我接到一个电话，是我的心理咨询师打来的，她提醒我错过了今天的心理治疗日——直到接电话的那一刻我才想起来。我向她道歉，她说没事，我们可以再约一个时间。

"谢谢您，我想，暂时不需要了。"

对面轻轻地笑了笑，道了声：

"那，祝你好运。有需要的时候，可以再来找我。"

"我会的。"

挂断电话后，我也不自觉地笑了。

决定给 100 人发新年祝福

不知不觉，就到了年末。

对我来说，2018 年称得上人生中最艰难的一年：抑郁发作导致工作暂停（当然收入也暂停了。我工作一个月那少得可怜的积蓄，仅仅够做个心理咨询。跟父母要钱验血的时候，那一刻我真的想把头埋进地底下去），每天都要吃看不到尽头的药，睡看不到尽头的觉，在房间里数不清哭了多少次……

幸运的是，我已经度过了最艰难的时刻——我不怎么想放弃生命了，我相信目前的病不是我的错，我也相信它有一天会结束的。不过虽然有这个念头，但身心依然是难受的。

身边的人也在陪着我难受着。因此总存在着这样一种别扭：明明你已经得了抑郁症，你可以"合法合理"地每天难受了。但是，你身边的朋友和家人，偏偏希望呈现他们最好的一面给你，所以背着你担心和哭泣，就好像他们不在你身边哭，你的抑郁就会减少一分似的（其实并没有，哈哈哈，反而压力更大，但我已经习惯了，咱已经抑郁了，还能更差不成）。

抑郁，似乎成了我和他们之间一道无形的墙。

面对面的时候，我们都假装它不存在——"对嘛，没事的！我们支持你！只要多休息就好了！"到了一个人的时候，我们依然会选择独自哭泣，尽管心底里渴望的，其实是大家可以抱着对方好好地哭一场。

病了一段时间，我忽然意识到：尤其是中国人，嘴上说的是一回事，做的是另一回事，心里想的又是另一回事。比如说我在朋友圈公开自己的病情之后，有很多人会给我留言"抱抱""心疼"之类的表情，表面上看，我是值得被可怜的那一个。但事实上，这些给我留言表情的人，往往又会在私聊里向我无尽地倾诉，甚至在言语中向我表达了羡慕之情——

是的，一些正常人开始羡慕一个正经的抑郁患者。

因为相比之下，后者可以允许负面情绪的持续存在，可以哭哭，可以躺倒。而在日常语境下，对于"正常人"来说，这些行为是不被允许的，大家都得端着，都得忍着，都得体面稳定地活着，唯一能发泄的途径，可能就是疯狂地咬嘴里的吸管。

"原来大家都不容易。"对我来说，这句话终于不再是互相安抚的废话，而是如此真实的存在。某种角度上，我甚至是有些幸运的存在，因为抑郁症，我彻底地停了下来。但路上的很多人，还在为了他们的生活、他们的家庭，处于疲于奔命的状态。

到了年末，脑海里忽然涌现出了一个念头：

我可以给这些"正常人"，送点新年祝福。

鼓励鼓励他们吧。非要定个目标，就……100个人？

话音刚落，我就觉得很荒唐：一个抑郁患者去鼓励正常人？疯了吧？这是在跟别人说"你活得比我还惨"吗？这听起来跟病床上的人祝愿来探望他的人身体健康一样搞笑。

但同时，我又记得那些跟我私聊的人，他们言语间对于自身压力的隐忍难耐。以及，更多沉默的朋友，在这个每一步都会被他人评价的社会，他们是需要和渴望被鼓励的。无论来自什么人的鼓励。

所以，这个念头我丢了又捡，捡了又丢。到了年三十晚上，我匆匆跟家人拜完年后，早早就躲进房间——深呼吸一口气，下定决心，开始干吧。

我也知道可能会有什么风险，但朋友圈公开病情的那一次给了我不少信心：即便是充满未知和风险的尝试，也可能会给我带来意想不到的收获和支持。所以，看似是鼓励和祝福别人，其实，我也在期待着他们的回应。

先从我的兄弟开始，再到我最亲近的几个朋友（幸好，即使我抑郁了还有几个朋友陪伴）。按住微信语音按钮，发60秒的语音，大致就是新年快乐，身体健康，有女朋友的祝长长久久，没有的就祝事业顺利，总之就是结合他们的生活动态，给他们最贴切的祝福。这个我很擅长，做起来也没有太难，而且也不用纠结需要回复他们什么，是最轻松的。

难的是接下来的八十几号人，抑郁休养以来，我几乎不怎么看朋友圈。毕竟那段时期，只要是个正常人的生活，就能把我刺激得受不了。所以，这些人虽然还是"微信好友"，但已经是彻底不熟悉、不了解的人了。

我有点后悔了，但更不能接受事情只做一半。所以，一边快速浏览他们的朋友圈，一边快速组织语言发祝福，发完语音马上退出，不看他们的回复，以免影响给下一个朋友发祝福的速度——那一刻感觉自己像10多年前的短信骚扰商，流水线一样发新年祝福。

就这么弄下来，本来只需要一个半小时的群发，我花了三个半小时。等发完最后一条信息，门外的央视春晚刚好结束。于是庆幸，也就是说，这一年是在祝福他人的过程中结束的，这确实是个好兆头——坦白说，作为一个唯物主义者，我从来就不相信什么兆头。但病得久了，我也开始找寻生活中的一切理由，去让自己积极起来，哪怕只是一小会儿。

我打开门，和父母姐姐走着每年的流程，互道祝福，收下红包，说点吉利话，然后直接洗漱，准备吃药睡觉。为了完成这几个小时的祝福，我把当晚的服药时间推迟了（这种行为可不推荐）。

趁着药效还没发作，我鼓起勇气，回头看刚刚收到的信息，他们回了我什么呢？

随着移动网络的发展，收到新年祝福已经不是什么稀奇的事情。从电话短信开始，到现在花里胡哨的微信表情，我能感受到大家对于这种祝福方式，越来越觉得无聊和倦怠。大家并不相信，一个祝福能够真的改变现状，以及，当我们表达感情的形式越丰富，恰恰就意味着我们不希望投入太多真实的感情。但越是这样，我那些表面同情，实则羡慕我的朋友们，也一直期待着：有人能打破这个循环，打破这些花里胡哨的形式，好好地给他们一个真实的拥抱，一个恳切的祝福。

事实上，我也做到了这一点：

我收到了一些红包，一些同样花里胡哨的表情，以及更重要的，是一些语音。这些语音的背后，我能想象到他们的样子、他们的情感、他们的生活以及他们所面对的难关。不同于平时沟通的是：我们的对话内容中，没有对他人生活的判断和总结，没有对自己生活的控诉和不满，更多的，是对彼此的关心和祝福——

"这就是我的情况。"

"也希望你能顺利。"

"谢谢你听我讲这些。"

如果把生活比喻成一杯水，苦一点的时候它就是苦水，从物理规律上看，人们相互倾听、诉苦，就是把彼此的苦水倒来倒去，并没有减少苦水的质量。因此这样的相互倾听毫无意义。

但从心理规律上看，苦水倒出来，并不是为了让别人来解决它。事实上，大家心里清楚得很：你老打不过去的游戏关卡，必须得自己来打。它没办法轻易跳过。大家互相把苦水倒来倒去，相当于把所有的苦难都流动出来，这样，苦难即便是无法被突然解决，但也更容易达成相互理解了。毕竟，生活皆苦海，我们在里面浮浮沉沉，确实称不上谁比谁好。

祝福也是一样的，大家都明白：没有永远健康的身体，没有永远发财的生意。人们喜欢听祝福，送祝福，只是为了在这来去之间，感受到自己在集体、在社会中的意义。

看着这些人，来自不同的地区，有着不同的基础和生活方式，但都对自己的生活充满了愿望。而愿望和动力很多时候是一体的，比如说我的朋友C，明明抱怨着工作没劲，却在大年初五提前上班。看到这些充满生命力的人前后奔走，你很难不相信：自己头上的阴霾终会过去，因为这条路上，不是只有你一个人面对过这个情况。

写到这里，100个人的信息刚好回完。

抑郁也好，正常也罢，感到孤独是人的常态。但永远要提醒自己，你是有选择的权利的。需要支持，你就不是一个人。需要冷静，你本来只有自己。

困意袭来的刹那，我很开心。闭起眼睛，那无边无际的黑幕，悄悄地撕开了一个角。

致未来的我：

你好哇，我应该是快要好了。相信你也有所感觉。
前一段毕业典礼，我居然又一次出现在了"那种场
合"。你知道吧？就是当年我们俩都特别讨厌的那种
场合，大家都西装笔挺的，说着一些彼此都听不懂
的话，重点是借着这些话开始恭维彼此，偷偷记下
对方的职业，希望将此作为自己未来的"资源"……

我不仅没有"吐"，也没有逃跑，非常体面地完成了
整个过程。关键是，我居然开始升起了一点儿希望。
在校门口看着对面的狮子山，我居然开始回想起校
长的话，回想起校徽上的"笃信力行"4个字，跟
大家一起扔毕业帽，就好像第一次毕业一样充满好
奇和盼头。

虽然我还是在吃药，还是在休养，但我感觉到：那
一天应该快要来临了。好奇的同时，我也有一点儿

害怕：我只会写字，如果病好了之后，我还干这一行吗？如果不干这一行，我还能干点什么呢？

另外，去精神科看病的时候，爸妈总是跟我说：要按时吃药，要按时咨询，要快点好起来啊！可是，到底怎么样才算是好起来，我确实不知道。是要医院出个证明，我才能知道自己什么时候康复吗？

隐约觉得不是这样的。果然变数来临的时候，就算是好事也会让人慌张不已。

快好起来的阿杰

2019.03

年轻版阿杰：

看到这里，也许你会很好奇：写了这么多字，高谈阔论的我，现在心理应该很健康才对吧？

"嗯？为什么你会这么想？"——那不是必须的吗？一般把自己的经历写成书的，不都是那些作者"功成名就"的表现吗？

"嗯……也不一定是这样呢……"

无论是抑郁前还是抑郁后，如果要给心理健康一个量化的考核标准，我都是属于不那么健康的那一类。举个例子，我是那种面对负面情绪，总是习惯隐忍的人。无论我懂得多少关于沟通、关于倾听的道理，我还是会选择自己忍下去。我不喜欢主动争执，也不喜欢坚持己见，所以大部分时候，生活都是在做退而求其次的事情：买不是自己最喜欢的车；吃不是自己最喜欢的菜；穿不是自己最喜欢的衣服；去不是自己最想去的地方……

我习惯配合那些强势果断的朋友，一边觉得别人强势，一边又羡慕人家可以大声自信地说出自己最爱喝的那款奶茶，并且坚定不移。他们不是我这种看起来特别好相处，其实心里翻江倒海，还懦弱得一言不发的人。

我的原生家庭有很多优点，但也有很多缺点。简单总结就是：我的家里倡导一种体面，而这种体面就是有话不直接说，要绕着说。如果对别人表达不满，就会显得阴阳怪气，我很不喜欢这样，但也无能为力。

即便是抑郁康复之后，我现在依然抗拒表达负面情绪。虽然我看起来是个喜欢倾听别人的家伙，但这只是我的童年经历所带来的习惯——因为我家里有个极其需要别人聆听 TA 讲话的家长。这并不是我的控诉，天下家庭哪有完美的，不同的家庭造就出不同的人物性格，有着不同的经历，仅此而已。

对我个人来说，我的性格底色是温暾犹豫。我希望自己的每个决定都能让所有人快乐，但这只是出于本能——因为只要有人感到不快乐，就会瞬间影响到我。但当我因此犹豫时，又会伤害到身边的人。所以，我极其抗拒做决定，也极其抗拒事物的变动，表面上看，我经常写作、演讲、分享、闹腾，实际上，我是个巴不得每天只有自己和书本的闷骚小伙。

如你所见，抑郁康复之后，人还是那个人。日子还是那些日子，并没有因这段经历而变得更轻松。"那，你写书干什么呢？"

首先，写书嘛，并不是什么了不起的事。很多人纠结的是，自己的经历值不值得写成书，以及会不会写不好。对此，我的答案是：没错，不值得，你不会写得好的。如果认识到这一点，你依然想要写作，那你就一定能写出来，写不好咱还写不坏吗？对吧，事实就是这样。

对本书的文字，我没有附带任何期待，仅仅是记录我真实的康复历程，不代表什么权威意见，更不是说别人看了病就能好。幸运的话，它可以出版成书，但在浩如烟海的出版物里，它不过是沧海中的一粟。

其次，我有一个比较坚定的认识：真正能触动人的，恰恰是真实本身；真正能给人启发的，也是真实本身。我知道，每个人都期待着一场"英雄之旅"，它是大家都认可的一种故事结构，也代表着人们最希望看到的人物经历：主角遇到了挫折，经过了磨难，最后顺利变强大，最后——"王子和公主就此幸福地生活在一起了"。但是，如果故事一直写下去，王子也是会放屁的，公主也是会打鼾的。对于抑郁这个故事来说，得抑郁是一个开头，康复可能是一个好的结尾。但是接下来，太阳依旧会升起，你一醒来就要面对无数的难关，而且它们不一定比对抗抑郁这件事简单。

这才是生活的常态。但比之前，也有地方发生了变化：因为患病和治疗，我有了作为抑郁病人的切身体会。我能体会到这一路上的每一个关口的痛苦。因此，我许了一个愿：希望自己能帮助越来越多的抑郁症患者和家庭，并且相信：路是真的可以走通的，哪怕现在一点儿光都看不见。

为了这个使命，我开始做我原本不擅长，甚至不屑于去尝试的事情：线上巡回分享，写书，联系出版社……这些都不是原来的我会做的事情，但现在，它们已经成了我的日常。

我也开始克服自己性格里面的那些犹豫不决的部分。因为我要做的事情，其实没有太多人能给我答案。大多数时候，你只能自己决定往前走几步，节奏是什么。的确会有很多反对的声音，它们可能也是对的，但是，你只能相信自己。

这就是我生活真正变化的所在：从此以后，我的人生里有了一个坐标轴，有了一个模糊但是坚定的所在，有了一群想要帮助的人，有了一些不熟悉但是值得去做的事情。一切的一切，都是基于我的切身经历，我曾受到的帮助，以及我的理想。

当然，它不会让生活变得简单，甚至会让生活显得更艰难一些。你依然会陷入自责、无助、疑问、焦虑当中，但是你很确信：你不会再坠入到那种生命的迷茫当中，即便再掉进抑郁的低谷，你也不会慌张。因为你已经清楚自己要去哪里了。这是别人夺不走的底气。

这种底气来自那些绝望的岁月，来自那些当初无法解释，也无法接受的痛苦。你承担了它们，借助他人的力量，坚持到了现在。卸下痛苦，你的肌肉不自觉变得结实起来，原来，这一程锻炼的，是"心的肌肉"，是心的力量。

你将真正有能力，去追寻和实现自己生命中想要的东西。并且，这种追寻的方式，本身会鼓励你不断前进，去克服性格、家庭以及原来一切会阻碍你的东西，这些东西就像破冰船周遭的浮冰，都会悄然散开。

这就是你打赢"抑郁"这个怪兽的收获：
蜕变为一个独立、勇敢、乐观的人。

也许只有你自己一个人，但是光会透过你的伤口，打到更多人的伤口上，你不需要说什么，你只需要在那里，对他们来说就是莫大的鼓励了。为什么我这么自信？因为上一个照亮我的人，也是这么做的。

康复版阿杰

2022.05

CHAPTER 5

康复的那一刻

找份工作干

跨完年，转眼又到开春，同时是复诊的季节。

省人民医院的精神科医生跟我关系很好。最初找他看病时，我曾经担心过药物的副作用，结果医生用一句话就打消了我的全部疑虑："小伙子，开给你的药，我自己平时也吃，分量还是你的两倍！"也正是这句话，让我留意到了平时的他：一上午要接待几十个病例，饭都是护士送进来，抽空扒拉两口的。

他经常叮嘱我，要劳逸结合，要放松心情，要晒晒太阳，要注意休息。但其实，说出这些建议的医生，也不一定能够做到这些。

压力对于现代人来说，确实是一件普遍的事情。谋生嘛，大家都是"半斤八两"。

插播一个挑选医生的贴士：

虽然作为抑郁症患者，听起来已经特别惨了，但其实挑医生跟相亲一样，眼缘是非常重要的。（别笑，你看我像开玩笑吗？）无论是开药的精神科医生，还是谈话的心理咨询师，首要的一点是：他要让你感到安全，也就是传说中的安全感。这听起来特别玄学，但也特别本质。说不上来它由什么构成，就像女生口中的安全感，总让人误解为房子、车子、票子，但其实也不一定是，就是一种能让人觉得安心、靠谱、不会伤害你的感觉。

从某种角度上看，我们就像是跟自己的医生"谈朋友"，但又是绝对不涉及亲密关系的朋友。简单来说，你会敞开心扉，跟对面的医生讲述你家人都未必知道的私密东西（比如说，你其实吃完药还是会在夜里偷偷哭，但是你全家人都不知道），但又完全不担心这种倾诉会让别人知道。因为一旦走出这个房间，在日常生活中你们谁也不认识谁。如果你能遇到这样的医生，别管他头衔是怎么样的，最起码你是放松的、安全的，那就是合适的。

这一次我跟医生报喜：

"谢医生，您上次开给我的药，已经吃了好一段时间。我感觉副作用已经控制得差不多了，现在晚上 10 点吃药，早上七八点也能起得来喝早茶了。"

医生笑了笑：

"那……可以去找点事情干干了。"

"什么意思？"

"啊，只是我的一个建议。你要是觉得身体允许了，就去找点力所能及的事情做做。不一定是原来的工作，就是让你感觉到有点价值的工作，就去干干。我感觉，你是需要通过做事情，才能获得价值感的。"

医生又补充说："当然，做这个决定之前，一定要记住：去不去工作是你能决定的，休息多久也是你能决定的，不要强迫自己，好吗？"

谢医生微笑着在同样的药方上签了字。从 4 个月前开始，每次开的药都是相同的，其实在网上复诊就行了，不用特地跑一趟。但每次来复诊，总能给我一种被尊重和被平等对待的感觉，所以，这大概是我每个月除了看足球以外，最期待的一件事。

同时，我也开始思考医生对我讲的话。

重新回到工作岗位中去？我确实想。事实上，我遇到过的老板都对我相当好。比如抑郁休养期间，我原来的公司还给我保留着工作岗位，还在给我买社保，好让我在广州看病能便宜点（虽然，当时我所吃的很多药还没进入医保范畴，但这份情确实让人感激不已）。虽然后来，我还是因为身体原因正式辞职了，但他们依然对我很好，对比起我的大部分病友，我已经是很幸运了。

只不过，我无论如何也是在家休息了大半年，可以找什么工作呢？如果坦白自己在家治疗抑郁，估计大部分的公司都不会要我。话又说回来，虽然自己是个研究生，但其实心里清楚我只会写些东西，又抗拒写自己不想写的东西，这么傲娇的病号，谁会要呢？

确实想得很悲观，但我还是找了原来公司的同事 Neo，听说他是个职场规划师，有个什么证书模型，没准能帮上我的忙。

我的想法非常简单，找一个不嫌弃我的地方，工资开多少都可以，能让我一边干活，一边找找状态。如果实在不适合，对方炒掉我也可以，毕竟我对自己的身心状态也没什么信心。

Neo认真地看了看我，放下了手里的笔和纸（大概是因为，我以上说的条件实在无法输入模型吧），他闭了一会儿眼睛（大概是因为，以上的条件实在是太令人无语了吧），还轻轻叹了口气（瞧瞧，从事职业生涯规划多年的人都叹气了）。

隔了几分钟，他终于开口了（该叫我走了吧？）：

"我把你介绍给一个朋友吧。她叫路，应该能帮到你。"

路？我看着微信名片，满脸狐疑地走了。

当时的我并不知道，这个人会给我多大的帮助。我也不知道，其实背地里，Neo和几个原来的同事，在不断地为我做担保——他是个好人，他很有才华，只是抑郁了，请您"收留"他。

我加了这个人的微信：

"路哥您好。"

"我是女的。"

欸，第一句就炸雷了……

"我们见面聊吧，就北京路那家素食店。"

说到这份儿上了，去就去吧。

第一次见面，由于太久没有坐地铁，我预估错了时间，迟到了整整 10 分钟!

你想想看:一个找工作的人,不仅叫错老板,而且还迟到。这还有戏吗?指定是没有了。

"你好,我叫阿杰,实在是不好意思,迟到了。"

"你好,我叫路。"

出人意料地,她很和善,跟我的医生一样,给我一种舒适的感觉。尽管,我已经很久很久没有跟陌生人打交道,面前的素食也好,找工作也好,这一切对我来说已经十分陌生。但是,我好像愿意把一切都告诉她:去香港留学;看到独居老人,给他们做公益,感到孤独和绝望;理想和现实,破灭又失望;回到实习的地方工作,崩溃倒下;抑郁休养,吃药,看心理医生;去老人院,去书店……

她只是微笑地听着,似乎要把这一切全盘收下。时间过了很久很久,她一次都没打断我,后来我才知道,我当时讲了快 4 个小时。

"真不好意思,我刚刚话太多了。"

工作看来是不可能了,万幸素食还挺好吃,而且有人愿意听我讲这么多,已经是"物超所值了"。

"没事儿,你是我见过最智慧的年轻人。今后要是有我能帮得上忙的,都可以直说,不要客气。"

智慧?这话我听着连一个标点符号都不信。我知道商业会面都是要讲客套话的，但我只是个托关系来见面的求职者，没必要这么客套吧。

"我们是一家教育公司，你具体做什么，可以到公司了再看。下周直接来面试，你跟同事聊聊吧。"

啥？我就这表现就有工作了？比商场的 100% 中奖还简单？不会……是传销吧？

她似乎一眼看出了我的担忧：

"不用担心，是正规的试用期。咱们都是双向选择。"

好吧，虽然感觉到这一路都是被安排着，但毕竟我目前也没什么挑选的资格。话又说回来，这老板还算是比较尊重我的，试试也无妨。

就这样，我有了一份新的工作。职位未知，工作内容未知，唯一已知的，是告别职场大半年的我，即将拥有一个新的开始，新的生活。

这种有盼头的感觉，真的很好。

这个奇怪的公司，奇怪的同事

到公司报到的时间，我现在都记得很清楚，是 3 月 13 号早上 7 点。我一写出来你们准觉得很荒唐，什么公司会在早上 7 点上班？但也没关系，反正 7 点也好，9 点也好，我都起不来。从药物作用中醒过来的时候，已经 10 点了。

匆匆忙忙赶到公司门口，里面只剩我以前认识的一个同事，我朝她点了点头，然后找了个位置坐下。过了好一会儿，门口进来一些人，基本都是女生，只有两个是男生，没有人在意我是谁。大家都坐下来，开始面对自己的电脑，疯狂敲打着键盘，嘴里快速地爆出一些教育学的名词（后来我才知道，那叫学生报告，是老师上完课之后必须撰写的专业反馈）。

又过了好一会儿，对面的电脑屏幕后探出了一个头来：

"你是新来的同事阿杰吗？"

嗯嗯，当然，不然我是来送咖啡的吗？

"噢噢，我们来欢迎一下！"

当时我的脑袋里面只剩下问号。

我走到台子中间，双手扶了扶桌子，小声地讲道："大家好，叫我阿杰就行，我是写稿子的，很高兴认识大家。"

其实以前的我应该讲得更好。但现在的我，除了吃药就是困，还能讲啥，凑合着过吧。

其实从进门开始，我就能感觉到：大家不喜欢我，也不习惯我。也许这是一个抑郁患者的习惯反应，觉得全世界都在排斥自己。但除此之外，我还是一个十分敏感的人。他们确实对我很礼貌，也知道我的抑郁病史，也对我表达了关心和包容，但我总是觉得自己格格不入。

第一天就这样开始了，我在公司的座位上磨着屁股，浏览着同事给我的本公司的公众号数据——这点儿东西其实一个小时就能看完，但我得看久一点，不然看完不知道该跟这群人说些什么。终于，好不容易到了下班时间，我收起了自己的电脑包（虽然它从来没打开过，也得做个样子嘛），对着对面的同事（我不知道有没有对准，也可能是对着空气吧）说："我先下班了，各位。"

说完转身的那一刻，我感觉我和同事们都松了一口气，进而迅速逃离现场——这就是我上班的第一天。

当然，实习期的日子还是过得很快的。不是我自夸，我确实还是一个挺不错的文字编辑，而且这个公司也需要我的这种能力。虽然因为药效，我经常起不来床，有时候也会偷偷在深夜哭泣，然后会请半天假。但是，起个标题，写写文章，出出方案，这些事情对我来说，确实还算驾轻就熟。

同时，我能感觉到，每个人跟我相处的方式都是小心翼翼的。虽然，这是一家创新教育公司，但似乎他们还没"创新"到可以跟一个抑郁患者一起工作。他们会用一种奇怪的方式关怀我，比如说有一天，我的桌上多了一瓶可乐。

"是我的吗？"

"对，你提过你喜欢喝可乐。"

"可我不喜欢喝冰的。"

"哦，那还给我。"

第二天，桌上又多了一瓶可乐。

"这次是常温的了，喝吧。"

"……"

他们对我确实很关怀，但是总觉得不太自然。我就像一个忽然来到地球的外星人，虽然受到很多人行为上的关照，但我像是身处透明的实验室中，每个举动都被观察和注意着——这让人压力倍增。

跟我聊天的老板出差了，听说这个月都不回来。不过听说她跟团队伙伴特地安排我了，知道这种"特别的招待"，我更是心虚不已。

幸好，我的实习期只有一个月。每当我感觉到这种不舒服的时候，就会告诉自己：没关系的，这样的日子一个月就结束了。

到时候我就借口说，自己身心不舒服，价值观不合适，就可以滚回熟悉的家了。是丢脸了点，但好歹我尝试过了，我可以放弃了，对吧？

到了实习期结束的那一天晚上，我们需要办一场课程推广会。按照原来的合同，开完晚会，我的实习期就结束了。第二天，我和领导们就能各自做决定，他们可以考虑要不要留下这个经常迟到早退的抑郁小伙子了。

会议开得挺好，也有很多纰漏，但我心里满是轻松。回出租屋的路上，我像个旁观者一样，侃侃而谈其他同事值得改善的地方，比如说——"下次，你们这个页面就应该做得更好一点嘛""演讲的逻辑也可以更有条理一些"。现在回想起来，有些地方确实有道理，但有些地方大概是鸡蛋里挑骨头，大概是想在离开前把人都得罪一遍吧，彻底断了可以留下的念想。

就我这样一个抑郁患者，真是个傲娇的存在。既期待他人的理解和支持，同时又心存恐慌地不相信理解和支持的存在，希望尽早地毁掉它们，以证实自己的消极想法是对的。

"你等一下。"

一个同事打断了我。

"不是你们，应该是我们。我们是一块儿的，好吗？"

我内心顿时震了一下，脸色慌乱了：

"噢对，是我们。"

那一刻，我打乱了原来所有消极的设想，开始有了一刻难得的安心。

原来，是我们。

就这样的一句话，我确信自己：

可以留下来试试了。

想辞职的念头来得很快

上班 5 个多月了。

虽然这种转变让我和家人都十分高兴，但从一个居家治疗的抑郁患者，到一个边吃药边上班的文字编辑，这段路确实走得跟跟跄跄。

最大的感受是困，感觉这种状况已经不直接跟药物相关了：吃完药困，醒了也困，喝了咖啡也困，总而言之就是一种持续的困倦状态。幸运的是，公司的同事们都很理解我，由于早上经常起不来，我可以用弹性工作制的方式来完成我的工作。还有额外的假期可以让我倒倒药物的副作用，在其他时间把丢下的工作补回来，即便日常会伴随着少部分的不理解，比如有人会劝告我晚上早点睡（对于这个建议，如果您有服药的经验，大概也只能哭笑不得）。但比起大部分因为病情而害怕他人歧视的病友，我已经感到相当幸运。

这是一家创新教育公司，主业务是为青少年和成人提供创新形式的教育课程，比如说阅读、演讲、观影、户外徒步、定制小班教育等。但以上这些工作内容，跟当时的我都毫无关系。我的工作就是跟这些老师聊天，积累他们对于学生的观察，整理成一篇篇的文字稿。虽然我不算什么行业顶尖的编辑，但处理这些工作对我来说，已经是轻车熟路，不需要过多的时间便可上手。

甚至，我的日常运气也有所改善。入职的第 3 个月，巴黎圣母院遭遇火灾，我们的老板深感痛惜，于是决定搞个抽奖活动，抽中的两个人去巴黎看看，感受一下何为艺术的消逝（这听起来很不靠谱，但这就是这家公司的文化，任性）。我和另外一位同事得到了这个机会。于是同年 5 月，我还幸运地前往法国，瞻仰这座艺术古城，停留了整整一周。关键是，那是疫情之前的世界。虽然这只是一场旅行，但也让我暂时忘记了，自己长期不得不持有的，作为抑郁患者悲观的一面。

有了新的工作，有了新的运气，甚至老板和同事对我都很不错，听上去一切都很好，对吧？如果是某某卫视的偶像剧，接下来就该打出字幕，大家一起迎接圆满的大结局了。

可是，这世界上就是有那么一只"看不见的手"，往往就是在你感觉到自己一帆风顺的时候，猛然给你一掌，告诉你：生活，不存在永远的直路。

9 月，入职半年多，我就想卷铺盖滚蛋了。

至于辞职的理由，可以这么说吧——

不是工资太低，不是没有假期，不是同事不理解，不是老板太傻，不是我的能力太差，不是离家太远，不是家里反对，不是感情原因，不是……

算了，直说吧，是因为我扛不住了。

表面上看，工作压力确实增加了。随着面向青年人的徒步项目正式开展，我的同事们将带着青年人们，在中国大地的 12 条人文线路上行走，通过徒步的方式体会这片土地的丰富文化、山河大地，最后锻炼自身的精神。这当然是一个很好的项目，不过也意味着我要身兼多职，同时负责两个栏目的搭建、资料搜集以及日常更新。当我的同事们在远方的河西走廊、王阳明故居行走时，我要在后方协助他们处理文字的工作，确实比从前要更辛苦了。但是，压力对我来说从来就不是问题。因为这都是我想要的：得病以来，我终于感受到了自己可以完成一点点事情，增加一点点难得的价值感。

只是，抑郁的状况仍然在继续着：当我兴致勃勃地处理前方的文字工作时，总能感觉到抑郁这只大怪物在身后虎视眈眈。它就像感冒一样，在你抵抗力强的时候选择蛰伏，当你身心俱疲的时候，就会跳出来咬你一口，让你猝不及防地倒下。

对我来说，这是一种身心上的强大拉扯。我能感觉到，自己的身体已经休息够了，像一台休整已久的机器，想要积极地投身于工作中，更重要的是，投身于我已经错过很久的正常人的生活当中。每当这个时候，我的精神状况就总要把我往回拉，不断释放信号：朋友，你还是个正在服药的抑郁患者，想啥呢？那正常人的生活，你能过得好吗……

这种拉扯每天都在进行，令人烦躁不已。尽管我打心里面明白，不可能扔掉它们之间的任何一个，两种声音都来源于我的脑海，但同时，我也无法接受它们同时存在，每天吃着抗抑郁药，早上用文字创造爱与和平，看着远方探索天地、感悟人生的徒步者，晚上回家躲在被子里哭，熬着又一个夜晚的来临。

上面的画面，属于抑郁患者独有的内耗。看起来啥都没做，内心已经千疮百孔。身体想要逃离现场，却像汽修店里的汽车一样，被千斤顶顶离地面，任你油门踩尽，依然寸步难行。

他们很好，世界对我也不差，但我已经难以接受这种精神和现实中的反差和拉扯了。

我找到路，毕竟当初是她把我招进来的。

我："我想辞职了。"

路："为啥？"

我："我知道你们对我很好，我也知道在这里的工作有利于我慢慢康复。但是……我确实坚持不住了。对不起，是我的问题。我的身体状况不允许，我也不想拖累大家，就让我回家休息吧，也许是我不配在这里好起来。"

也不知道是哭了多久，平常对别人严厉的老板，终于张了张嘴："这样吧，你先跟他们去一次徒步看看。一直以来，你总是在后面写，从来没出去走过，确实是种遗憾。当然了，我也不拦着你。如果回来还想辞职，那就走吧。"

我当时有点蒙：徒个步再辞职，这是什么奇怪的辞职条件？

不过算了，反正我也是个奇怪的人。

徒就徒吧。

我去徒步了，可是……

去四川峨眉山徒步，7 天。

平时优柔寡断的我，居然很快就做了决定，甚至没有一丝犹豫。大概是因为我看到了目前状况的终点，反正再怎么差也没关系，就当作是离职前的公司团建好了。

家里人有点担心，但我告诉他们，去了对我身体恢复有好处，他们就不再说啥了。这是一个抑郁患者能用的最万能的理由，只要对恢复有好处，他们连龙骨都愿意给你搞过来（如果有），徒个步就更不算什么了。

老板给我批了 10 天假，让我去收拾收拾心情和行李，批假的理由也很简单：反正你这个样子也干不了活儿，少写点稿子也不会世界末日，回家睡着吧。说实话，这样厚道的老板，确实是有点让人羡慕嫉妒恨了（我想，人生中应该不会再有一个老板这样包容我了）。可是，我当时却一点儿羡慕的劲儿都没有。就算是再好的老板，徒步回来之后，我也待不住了。从此地离开，我又能去哪家公司混呢？实在是不敢往下想。

带着这种复杂无比的心态，我开始了这次徒步的旅程。好了，我去徒步了。终点是峨眉山山顶，137公里。

这次徒步的领队叫落哥，40多岁，有很高超的徒步技巧。更美妙的是，他会和伙伴们为行走的每条线路赋予意义。这次，我们走的这条路关键词叫"行愿"，听说来源于峨眉山上的那个普贤道场，代表的精神是"只要你有了愿望，去努力就能实现"，确实是非常励志，看起来特别适合当时低迷的我。

当然对以上的这一切，我都不关心。我戴上脸罩，对领队的介绍漫不经心——是的，走路有什么好听的？不就是迈开腿的事儿吗？我都抑郁了，能来走就不错了，赶紧走完回家才是正事。

报应也来得很快，第一个下午，我的腿就肿了。其实行走的距离不算长，也就十来公里，但由于我没有做好热身，腿脚也是随随便便地放，所以水泡和乳酸的堆积也比其他人快得多。

我不耐烦地求助：

"谁能来帮我按按？"

领队落哥是个温和的男人，笑着来给我按摩了，他甚至连自己的包都不需要放下。后来我想，如果我40岁还能活成这个靠谱又有趣的样子，大概是人生最好的一种状态了。

我老板，路的声音随后降临：

"阿杰，后半程注意你的呼吸，试着把呼吸放在脚步上。另外，我们是止语徒步，没必要尽量不要讲话。"

是的，也许你会想：怎么又是她？我也不知道，反正她这趟刚好是跟队行走，就是这么个缘分。

可我当时只觉得很烦：什么呼吸？什么脚步？痛得要死还不能哼两声吗？你看我的表述，都能知道人在疲惫状态下，什么体面和礼貌都会忘掉。我只想被他人服务，只想被他人照顾，如果车子能把我载回宾馆，载回广州，那就更好了。

"后半段，我在后面陪你一起走。"

啧，好吧。

我被迫体会什么叫"呼吸放在脚步上"，试着想起领队刚刚交代我们的东西。一开始，原来的肿痛依然存在，不过慢慢地，这种肿痛居然神奇地随着我的呼吸开始扩散，然后渐渐消弭。

行走的节奏……1，2，1，左脚，右脚，左脚。

呼吸的节奏……一呼一吸，呼气，吸气，呼气。

两者居然是可以结合的，吸气左脚，呼气右脚，吸气左脚……

仅仅 10 分钟后，我开始拥有了属于自己的呼吸、行走节奏，感觉到越走越轻快，原来的肿痛和埋怨也在逐步消失。

第一天的行走结束了，我们走到了一处农户家，开始扎营休息，团队的伙伴们生火做饭，徒步者散落在各处，开始全身的放松。我也忍不住摘下面罩，重新打量我同一个团队的行者们：有一位帅气的老人家，有我熟悉的同事们，当然，还有我现在的未婚妻，只是，当时一切的一切，尚未开始。

第一天晚上，又是最讨厌的自我介绍环节，这个环节需要给自己取一个植物的名字，大概可以理解为一种仪式感吧。

我伸出了一只手：

"大家好，我叫阿杰。在这条路上，大家也可以叫我土豆。因为土豆虽然不起眼，但养活了非常多非常多的人。我觉得，我也像土豆一样，看着不太光鲜，但其实，还不错。"

跟入职的时候相比，虽然对我来说自我介绍依然是件特别困难的事情，不过，好像没以前那么难了。

就跟刚刚的行走一样。

徒步来到第 4 天，我开始习惯旅程。

这段路程处于峨眉山脉，因此每天的日常就是翻山越岭。虽然行走的过程中不能讲话，但我适应得很快，靠打手势就能解决大部分的问题。同时，不能说话，也为我创造了一个思考的环境。平时工作的时候，就会觉得那些负面的杂七杂八的念头非常烦躁。但现在除了走路，我什么都干不了，刚好可以尽情胡思乱想。领队还教给我们一个办法：当语言停下的时候，念头反而是迅速运转的，可以感受这些念头，然后把它们轻轻地放下。

以上的这些，也许在冥想中是很简单的技巧，但对于当时的我来说，确实是一片新大陆。尽管每天晚上回到帐篷，我依然要通过安定药片才能睡着，但只要是走在路上，我就能短暂地感受到自己的双腿充满力量，每多走一步，心里的力量就多了一分。

路上的伙伴们也各有特色，有中年大叔组，他们擅长途中的按摩和中年人的搞笑。其他人属于青年组，虽然分享的时候有人话多，有人话少，但也算是彼此照顾。每次中途休息的时候，我们总是把茶加得满满的，再多塞上一些零食。大家都很能吃，大概是因为小时候的春游习惯吧。总之，气氛是挺欢乐的。

虽然我还是不知道这趟行程到底能带给我什么，不过依然觉得很幸运——得病以来，大部分的决定和措施都带着点"被迫"的不自愿，但最后总能收到一些惊喜的效果。

很快行程就来到倒数第二天，最为艰难的一天。这一天我们爬到峨眉山腰已经是晚上8点多了，由于公路不通，到终点才能见到补给车。也就是说，大家得靠着下午的存粮，相互支持着走到最后。

现在的峨眉山，没有大家想象中那么难爬，而且阶梯都铺得很好。猴子是难缠了点，但晚上它们都回去睡觉了。唯一的缺点是：这里是高山，海拔两千多米，爬累了不能回家，而且空气比平地稀薄寒冷，喘起气来又冷又急促。

说实话，我的体力还行，毕竟前面一路走来都能坚持，主要是精神跟不上了。前两天学习的呼吸和行走节奏，也派不上用场了，完全是走得歪歪扭扭的。前面说的中年大叔组的花生叔用大手握着我的手，更像是搀扶着我，一步一步慢慢地走。

走到一个向上的小坡，因为狭窄，只能一人通行。距离就几十米，但是很黑，只能朝上看，手脚并用地爬。要命的是，我打小就恐高，爬的时候手脚发抖。所以，等其他人都爬了上去，只剩我一个人蹲在阶梯上，受着横吹的冷风。

后来我才知道，这个坡在峨眉山上叫"绝望坡"。

此刻我的内心里填满了自我怀疑，每个念头都像是在脑海里撕着嗓子尖叫：

"我就说吧，就不该来这破地方徒步。这下好了，上也上不去，下也下不来。看你怎么办？要是得领队下来背你，那就丢人丢到姥姥家了，还不如就地钻到老鼠洞里去呢。哎，真是……"

我坐在阶梯上，悄悄地抹了抹眼泪。领队打破了止语的气氛："土豆，你要是害怕的话可以在原地待着，我们都会在这里陪你。等没那么害怕了，你可以试试，还是我说的那样，一步一吸地走过来。你可以的。慢慢来。"

都这环境了，还一步一吸？

哎，那不然还能怎样，试试就试试吧。

总不能冻僵在这儿吧？

迟疑了很久（大概是半个小时），我从阶梯上站起来，开始伸出手，爬向几十米外，但看起来像几公里那么远的上坡。

跟过去一样，事情并没有我想象中的那么难。关键是速度可以慢，但是不能停下，停下的话害怕的感觉就会追上来，到时候就一步都爬不了了。

我一边艰难地爬着，感觉像是爬到了抑郁的梦境里：也是这么冷，也是这么害怕，黑暗看起来也是这么无边无际。恐惧感往往不是突如其来的，它会创造一个熟悉的氛围，里面涌现着你所抗拒和厌恶的回忆，还有不同的脸孔和声音，像雨点一样向你砸来，不断地向你重复说同一句话："你不行的。"

我沉默地向前爬着，要筋疲力尽了。我知道，哪怕是知道自己恐高，我也不够力气抓紧了。

"土豆，快到了！"

喊话的是我的队友，我睁开眼睛，抬头往上看。只觉得头上很亮，再眯眯眼，看到他们都打开了头顶的灯，照着我往前爬。我忽然看见，确实只有 10 级台阶了。

10，9，8，7⋯⋯明明是倒数第一名，明明拖延了大家半个多小时，我却被喊出了奥运会决赛的感觉，真是奇怪呢⋯⋯

我爬到了出口，大家狠狠地拥抱了我。由于寒冷、饥饿和轻度缺水，我的嘴唇已经发白。好在，我的队友们各自还有些零食，他们把剩下的一个苹果、一个豆干、一块糖、一口热水都留给了我。

我回头看了看这坡，黑黑的，像一个深渊一样往下延伸。但是，爬过来的我，又觉得它很短，短到只有 90 米，只要手脚并行就能爬过来的距离。

也许抑郁所带来的绝望，也不过如此吧？黑暗是无边无际的，但是，也有人会在上面等你，会给你打开头顶的灯，会给你掏出口袋里的吃食，更重要的是，这条路无论走多久，都会有结束的那一刻。想到这里，忽然心底里升起了很大、很大的信心。我终于明白了这趟行程的意义所在，那就是——让心底里的绝望彻底现形，并且，用手脚去克服它。它也许还是令人抗拒的，但是，肯定已经不那么令人害怕了。

"我们照一张相吧！"

话音刚落，我看到了眼前的月亮。那是我出生以来看到过最圆、最亮的月亮。它远远地挂在云层之上，亮得像是峨眉山上的路灯。原来，这月亮一直都在，只是刚刚我趴在"绝望坡"那里，没看见。

原来真的像周星驰的电影《喜剧之王》中说的那样：

"看，前面漆黑一片，什么也看不到。"

"也不是，天亮之后会很好看的。"

我忽然想起前两天，领队让我们用一首歌介绍自己，我当时……唱了什么呢？

> 这是一个多美丽又遗憾的世界
>
> 我们就这样抱着笑着还流着泪
>
> 我从远方赶来赴你一面之约
>
> 痴迷流连人间我为她而狂野
>
> 我是这耀眼的瞬间
>
> 是划过天边的刹那火焰
>
> 我为你来看我不顾一切
>
> 我将熄灭永不能再回来

我在这里啊

就在这里啊

惊鸿一般短暂

如夏花一样绚烂

······

一路春光啊

一路荆棘呀

惊鸿一般短暂

如夏花一样绚烂

《生如夏花》，过去我总是喜欢听，但无颜唱出来。现在明白，原来我的生命，确实是花。不同的是，我把最后一句歌词改了一点，就一点点，送给自己。

那句是这样唱的：

"这是一个可以停留，依旧的世界。"

决定开始停药

徒步回来之后，我决定开始停药。

这并不是一个鲁莽的决定。事实上，徒步回来之后，我的精神状态有了质的飞跃，似乎告别了原来困倦的状态，每天都活得兴致勃勃。因此，我向自己的医生提出，能不能开始停药。这当然是一个医学决定，需要和我的医生共同参与，这样可以避免病情的反复，以及个人对自身状态的误判。

经过了一些测试和提问，时隔一年零两个月之后，我们开始了正式的停药计划。

没错，停药并不是一时兴起的决定，不是把原来的药冲进马桶里就算是大功告成（虽然我很想这么做，但确实不行）。希望你还记得：我刚开始服用药物的时候，提到过副作用期这个概念，也就是说，我的神经系统已经接受了药物的存在，就这样度过了一定的时间。某种角度上说，它们与我的身体已经属于"战友"关系，共同协助控制我的情绪。现在，我决定停药，就像是在精密运转的机器中更换某几个零件。这当然是有风险的，但如果有反弹效应，那么再换回去也不会造成严重的后果。同时，这也是停药康复的必经之路，所以，这是值得尝试的。

最开始减量的是安定药，谢医生为我增加了另一种药，不会引起困倦，但是可以起到安慰剂的作用，给我的身体提供一个缓冲。

减药和停药也会迎来一个副作用期，具体的反应因人而异。对我来说，就是睡不着。说来幽默，原来服药的时候担心长眠不醒。现在减药了，就开始失眠。但有赖于医生的帮助，我开始调整自己的作息，用运动的方式让自己身体疲累，从而更好地入睡。这过程并不简单，前后持续了一个多月，但比起之前最严重的居家治疗期，这些都算不上什么。就像登上峨眉山的绝望坡时一样，我只剩下了一个目标：停药康复。

2020年1月，经过前后3个月的调试，我终于开始了患病以来的第一次停药期。那天晚上，全家人出去狠狠地吃了一顿，母亲开始到处烧香还神，纪念这历史性的一刻。无论如何，我还是很开心的：长达一年半的治疗，终于走到了这一步。

接下来，只会越来越好了。

可是……

后来发生什么事，大家也都知道了。

疫情说来就来了。一夜之间，口罩这种平时几毛钱的东西，变成了奇货可居的稀缺品。武汉封城，旅游计划取消，人群隔离，科比去世，各国关上国门，大家吵个不停……在世界的剧变当前，个体的力量变得极其渺小，比起对新冠病毒的恐惧，人们对未来的安全感以更加快的速度崩塌下去。可以说，从那天到现在，我们的世界已经永远地改变了。

公司通知我们居家办公，我们依旧在策划新一年的徒步出行，依旧在呈现震荡当中的一种稳定——当然，我们心底里未必是这样想的。但是此时此刻，人似乎更需要行为上的一种反馈，去倒逼给自己呈现一种希望。

只是写着写着，我才发现：导致我抑郁的深层问题，似乎从来没有解决。当时在香港读研的我，看到了公屋里独自一人的老公公、老太太。他们生活拮据，更重要的是精神上的贫乏——已经成家的儿女不会去探望他们，他们只能选择继续靠双手谋生，这样才能感觉到自己依然是社会中的一员，而不是混吃等死的老废物。如果有一天他们干不动了，或者感到孤独难耐了，不少人会选择自尽。而这种带着恐惧的孤独感，弥漫在香港的每一个阶层、每一个人当中。

作为一个敏感的人，一个或许还称得上是善良的人，我看到了这些现象。但除了有空跟他们聊几句天，我依然是无能为力。就是这么扯淡，我既不能控制自己不要去看这些现象，也不能控制自己升起这些无能的感觉，更没有能力去解决这些问题。就像一艘停在此岸和彼岸中间的船，两头都到不了岸。

我认为，这就是抑郁症最特别的地方。

一开始会觉得，只是因为不开心而已。所以人会选择去吃药，去做心理咨询，又或者做些什么让自己开心一点儿。后来会觉得，也许是因为我曾经的经历，我的家庭、我的性格存在缺陷，然后就会去做一些事情，学习也好，练习也好。但到最后你会发现，其实你有个本质的问题没有解决，大部分是跟你的人生价值观有关。在心底里，你隐隐地觉得目前的生活不是你想要过的生活（至少它无法为你带来持续的快乐和动力）。但是，你依然不知道你需要过什么样的生活，也不知道标准在哪，也不知道可以向谁请教。

生命的真相是什么？

生命的目的是什么？

生命的价值是什么？

生命的意义是什么？

你清楚，大部分人面对这些问题都嗤之以鼻。对嘛，想这些有何意义？想得明白，想不明白又怎么样？但是无论怎么说服自己，你始终明白：你自己也一样，不是真的对这些问题不感兴趣，而是无法面对这些问题，更无法面对自己找不到答案这个事实。生命与生活就像一块西瓜皮，踩到哪就滑到哪。

因此，你开始一边迷茫地活着，一边渴望着解脱的答案。我想，这就是抑郁症生发最为根本的原因。

因为你有了一个根本的疑问，你不能再像以前那样活着，所以，你需要一个停下的理由，去探索自己的人生。但同时，你不知道不像现在这样活，还可以怎么活，该向谁学习。如果说，抑郁是我们生命中的消极因素，那么有一天幸运的话，当消极因素全部消除完，我们也只不过是回到原点，那里依然是有待重建的一片废墟。

所以停药没多久，我就能感受到，我的人生目标依然空虚，跟原来没有多大差别。停药确实是好的，但就这么飘下去，我迟早会走回原来的路。复发也是迟早的事。

又过了一个月，就在我因为人生目标的事彻夜失眠，认真考虑重新服药的时候，我那不按常理出牌的老板，又给了我一个新的惊喜……

开始巡回分享

"阿杰，你不是缺人生目标吗，去做个巡回分享吧，把你的康复故事说给一万个人听，怎么样？"

什么怎么样？这又是玩儿哪一出？

"只要你完成这个任务，我就给你一份大礼。"

大礼什么的就是扯淡，我要是为了礼物我也不会来这家公司。话又说回来，这家公司和这个老板，总是用一种非营业的心态来和我相处，似乎比起工作，更希望我能在这里好起来。我想，这大概也是只有我能体会的一种奇遇吧！

老板已经走了，留下一脸懵懂但又充满好奇的我。正如前面所说，得病之后，虽然很多决定都不是我自己主动做的，但那些看似被逼迫的事情，大部分又会给我惊喜。正是在这种"玄学"思维下，我决定做一个巡回的分享。

想法是有了，那得有分享的内容吧？于是，2020 年 3 月，我开始更新自己的第一篇专栏《抑郁治疗日记 | 三根救命稻草》——内容是抑郁患者可以拯救自己的 3 个念头，并每周定期更新。如今看来，虽然不少内容仍显得幼稚粗糙，但效果确实很好。有很

多读者向我打赏。于是我又产生了一个想法：这个专栏收到的打赏，都将捐给抑郁症相关的公益机构。

内容有了，那么接下来就是渠道了。我开始以"一个抑郁患者的康复故事"为题，在公司原来的社群大规模地分享。一开始很顺利，朋友们都友情转发和邀请别人关注。前几天，就实现了5000人的覆盖量。

"看起来，一万人也不是很难嘛。"我自信地笑道。不过"好景不长"，原有好友圈很快就完成覆盖了。所以，我只能另想办法。

为了更好地扩散自己的内容，我开始将我的稿件投往心理平台，并且标明我正在做的事情，有机会可以去他们的群里分享。为了让我的渠道扩散效率更高，我还聘请了身边的朋友作为助理，每天统计各个渠道的宣传情况——说来奇怪，以前我嗤之以鼻的广告技巧，如今却用得如此顺手。我也不知道为什么，自己会如此投入到这个目标中去。但是，似乎在完成这个目标的过程中，我不得不放下原有的一些傲慢，开始去学习接受他人，以及和他人协作。这不禁让我想起了峨眉山的那个深夜，绝望坡里的头灯。

幸运的是（这句我不厌其烦地用，是因为自己真的很幸运），如果按照古人所说，"得道者多助，失道者寡助"，那我应该算是个得道的人。各行各业有非常多的人来听我的分享，我甚至在一些卖土鸡蛋和卫生巾的群里做过分享。开始是尴尬的，但更多的是收到鼓励和掌声。在这个过程中，我的内容也不断地进行迭代变化。比如说有人反馈，我的文字很好，但是声音更能让人感到有温度，因此我做起了电台的栏目，同样是每天更新一次。

起初的一个念头，已经在不知不觉间产生了更多的念头和想法，也让我向前走了很远很远。我的老板再也没有提过那个约定，只是默默地转发我的分享预告。

又过了 3 个多月，关注的人数开始一点一点地往上增加，终于到了 9500 多人了。但是，就像是来自世界的一声令下，似乎一夜间，全世界的所有人都不需要听你的分享了。无论是什么社群，都选择拒绝我的分享。不过，走到现在的我已经心如止水，我依然每周写着文章，开着电台，不紧不慢地过着日子。不同的是，我充满耐心，因为我知道它一定会到的。

那一天就是 5 月 20 日，我正在一个群里做分享。结束后收到一条信息，来自国内最大的心理健康社群"渡过"。他们的编辑说，创始人张进老师看了我的稿子，表示非常喜欢，希望转载我文章的同时，也添加我的微信。

我忽然感觉很惊喜，又很诧异。记忆回到了我确诊的那个午后，从来不网购的我爸，不知道拉下脸托了哪个亲戚的小孩帮忙购买，给我房间的门缝里塞了一本书——

书名是《渡过》，作者张进。

时隔两年多，我实现了万人分享的那一晚，来自"渡过"的张进，转载了我的个人专栏。

那一刻，我热泪盈眶。

我想，我终于是走到了。

只是，谁也不会想到，3 年后，张进老师因病离开了人世。我每每想起，深夜总会泪流满面，但他曾经发出的那些光亮依然还在照耀着我们这群人，就像他始终还在一样。

康复的那一刻

看到这里，也许你会好奇：

停了药，做了分享，还加到了自己的偶像的联系方式，接下来，应该是大结局了吧？

嗯，这次我不做反驳。那结局是什么样子的呢？发现自己康复的那天，那一刻，到底是什么感觉呢？

我仔细地回想了下，虽然没有确切的日期，但我记得那种确切而坚定的感受。

万人分享活动后，我的新目标是向 100 万人分享。要实现这个目标，就没办法只依靠小打小闹的转发了。因此，就开始有了这本书。还是跟原来一样，我不知道写了会得到什么，当然，我也不在意。毕竟，它一定会给我惊喜。

烦恼还是会有，而且还有很多。抑郁好了，正常人的生活也是处处致郁。人在江湖飘，欲望的脚步就不会停下来。有欲望就会有期待，有期待就会有落差，有落差就会有烦恼，有烦恼就还得去面对。时间久了，就能发现自己和生活中的很多人之间，可能只是有没有及时去精神科看病的区别。众生皆苦，但总有人苦着苦着，拿到了一张咖啡的配方，品出了属于自己的一种韵味。

但人生目标逐渐清晰起来：我希望把自己的故事，尽可能地传递下去。无论是依托语音、文字、图画还是什么方式，都不重要，甚至什么观点、什么建议也都不重要。我希望传递的是，人抑郁之后，依然可以有像我这样的存在，而不是人们想象的那般绝望。并且在抑郁之后，生命会活出一个崭新的模样。新到它无法通过想象达成，但每一步都如此真实和令人欣喜。

这一章标题是"康复的那一刻"，事实上，也许有这一刻，也许没有。对我们这种高敏感的灵魂来说，抑郁也许是一只大的怪物，但总体来说，是我们身边的一道影子。我们没有办法消灭它，就像没有办法躲开太阳下的阴影一样。在人生的路上，只要遇到逆境和不顺，它就一定会到来。只不过，经历过这些之后，我能确定地告诉你：等它再到来的时候，你一定不会怕它，甚至还会闭上眼睛，邀请它入座，并给它倒一杯热茶。

"来啦，往里坐。"
"我不怕你，你随意就好。"
会有一个这样的时刻的，相信我。

最后，我想对大家说

看完这些话，再想想开头的那个问题：

现在，你相信我不？

相信很好，不相信也很好。我擅长熬一锅浓浓的鸡汤，里面的肉是我的真实经历与感受，若你爱喝那是我的荣幸，不爱喝，也感谢你尝了尝。

兜兜转转，这是抑郁确诊后的第 5 年。我的工作、事业与家庭都发生了显著的变化：我辞掉了大学心理老师的工作，目前正在筹备一个关于美好生活的疗愈基地（放心，此处没有任何广告）；我结婚了，跟老婆住在一个你可能没听说过的村子里，想着建一座属于自己的房子；最近在做的事情，就是在农田里记录稻米的生长过程。

以上的这些，在我得病的时候，甚至到康复的时候，都是难以想象的。这句话的意思，不是说现在的生活就是百分之一百的好，而是，确实不可能想到有这样的一个局面，走到这么大的一片土地与人群当中。

我知道，也许我们之间的经验差别很大。在巡回分享的过程中，不少病友（或者是潜在病友）都认为：如果我没有碰到那么包容的前老板、相对支持我的家庭，很难康复起来，也就是说这种康复经验虽然动人，但意义不大。

对此，我认可的是：人与人的生活经验相差甚远，想要写出一个人人得益、人人共鸣的案例，确实是强人所难了。之所以分享自己的疗愈故事，不是为了让大家认为只有我这样的人才可以好起来，而是，先相信有好起来的可能，以及我们完全可以创造崭新的人生。

写到文末我依然认为：这将是一个抑郁症（或者其他的什么症）集体暴发的时代。深层来看，是我们到了一个需要思考人生本质意义的关口。以往，我们只需要知道如何找个好学校，读个好专业，找个好老婆、好工作，生个好孩子，买个好房子，然后让孩子上好的补习班，最后给自己买份好的保险，安心养老就可以了。

现在，这样的思路不再通用。除去经济因素，我们会发现：虽然我们知道更主流的选择是什么，且那样选更有成功的可能，但如果我们从一开始不想那样选，最起码我们得先弄清楚：为什么要这样活？以及我这样活，真的对吗？

从我的经验来看，一旦你开始去思考这些，价值观一定会经历较大的震荡。但这正是我们所处时代的象征：我们都在渴望着，有一个真正的柱子，能让所有人无忧无虑地靠在上面。

反过来，如果你找到了在这个时代与人生中，应该如何活以及活着的标准，那么你就等于站到了甲板上，会让所有正在飘荡的人，内心升起巨大的信心。

这就是抑郁带给我的珍贵财富：

怀疑已有的生活，并且带着这种怀疑，好奇地探索这一生。

它会让我们遇到很多人，但最后又让我们知道，真正的生活只和我们自己相关。

浮华褪尽幸此生。

就拿保尔·柯察金的那句看起来特别老套的话，稍作修改，作为结尾吧：

当你不会为所过的时光感到悔恨之时，无论它表面上成功与否，你都没有虚度这一生。

年轻版阿杰：

不知道现在的你心情如何，我还是想给你写封信。

这边的我，应该是两年多后吧。因为一个很好的际遇，我得到了去一所大学工作的机会。在这里的心理健康中心，我可以尽情地挥洒自己的才能，追逐我们的新理想，那就是——让更多的青年人直面负面情绪，了解抑郁，避免抑郁，同时，不害怕抑郁。

我知道，这个时候的你正在努力地推动着你的"万人分享计划"。你会遇到一些困难，但相信我，这些困难都会解决的。然后，你会再遇到一些困难，也许是无力解决的案例，也许是徒劳无功的建议，也许是看不见前路的迷茫。再然后，你也会得到解决它们的办法。

因为这就是生活本来的模样，它不在意你爱它还是恨它，它有它行进的轨迹。失望也好，希望也罢，它会让你为自己的决定负责，也会收获只有自己能理解的果实。你会和你的家人、伴侣、同事和朋友一起同行，但到最后，只有你自己明白你要走的路到底通向何方。

到底，"渡过"了吗？

这个问题，你会反复地问自己。

对你来说，"渡过"最开始是一本书。后来是一个组织。再到后来，是一个信念，代表的是一个生命摆脱泥泞，重新焕发光彩的过程。我知道，已经体会过它的你，会试图将你做过的所有事情都公之于众，似乎把这些经历都复制一遍，人们就可以轻松上岸，创造属于自己的新开始。

可是啊，阿杰，你知道的，一切确实没有我们想象的那么难，但也绝没有我们想象的那么简单。生命焕发光彩的过程，你克服抑郁症的过程，本质上是一样的，你并不缺乏方法和步骤，缺乏的是相信的理由。人们和你一样，都曾经不相信路是可以这样走出来的，绝处是可以这样逢生的。

那要怎么让他们相信？
不要说服他们，要活给他们看。

你要一直一直走下去，走到很高很高的地方去。但是，不是为了让你的观点显得无懈可击，也不是为了让你的名声显得光鲜亮丽，只是为了让更多的人看到。走出来的你会让他们相信：他们也能成为你——这就是真正的信念。

只有信念，能让人有走出泥潭的力量。

我知道，给你讲这些还是有点早。对现在的你来说，生活还只是很纯粹的算术题。但未来，你会面临无数的选择，到那时候你会非常怀念：因为不会有人再给你布置任务，不会有人再给你发号施令，你的生活终于轮到你自己做主了。但是，下一步要走去哪儿呢？

不用慌张，答案其实早就有了。还记得咱去法国巴黎的时候，在先贤祠下方看到的那句不知作者是谁的话吗：活出你所想，人生本无遗憾。

是的，你已经知道该怎么办了。这一程走过来，那些人从来就没有放弃你，你也从来没有放弃他们，这本身就是一种巨大的幸运。

最后，还记得那句你曾经很讨厌的话吗？我想，这个时候说，才是合适的。那句话就是：

"很高兴遇见你。"

不管是抑郁、躁郁、失业，还是治疗、徒步、康复，这些都不是你要抵达的终点，而是指引你前往真正要去的地方的指路牌。

这就是遇见的力量。

我相信，你会把你走过的路，沿途看到的风景，讲述给更多的人，就像曾经那些人对你做过的那样。

像一面旗帜那样。

康复版阿杰

2022.08

[全书完]

我是个年轻人，我得了躁郁症

作者 _ 李俊杰

产品经理 _ 邵蕊蕊　　装帧设计 _ 达克兰

技术编辑 _ 陈皮　　责任印制 _ 刘淼　　出品人 _ 李静

营销经理 _ 孙菲　　物料设计 _ 孙莹

果麦
www.guomai.cn

以 微 小 的 力 量 推 动 文 明

图书在版编目（CIP）数据

我是个年轻人，我得了躁郁症 / 李俊杰著. -- 广州：
广东经济出版社，2024. 10（2025. 1重印）. -- ISBN 978-7-5454-9414-3

Ⅰ. R749-49

中国国家版本馆CIP数据核字第2024ER6568号

责任编辑：黄　昱　吴泽莹
责任校对：张刘洋　官振平
责任技编：陆俊帆
产品经理：邵蕊蕊
装帧设计：达克兰

我是个年轻人，我得了躁郁症
WO SHI GE NIANQINGREN, WO DE LE ZAOYUZHENG

出　版　人：刘卫平
出版发行：广东经济出版社（广州市水荫路11号11～12楼）
印　　　刷：北京盛通印刷股份有限公司
　　　　　　（北京亦庄经济技术开发区经海三路18号）

开　　本：880mm×1230mm　1/32			印　　张：7.25	
版　　次：2024年10月第1版			印　　次：2025年1月第2次	
书　　号：ISBN 978-7-5454-9414-3			印　　数：5,001—8,000	
字　　数：150千字			定　　价：49.80元	

发行电话：（020）87393830
广东经济出版社常年法律顾问：胡志海律师
如发现印装质量问题，请与本社联系，本社负责调换